Atme. Jetzt.

Bewusstes Atmen für innere Ruhe, Lebensfreude und Kreativität

IRISIANA

Dank
»Ich danke von Herzen allen Mitwirkenden an diesem Buch. Durch eure wertvolle Unterstützung und euer Engagement ist es mir möglich, tieferen Frieden und Heilung meiner Vergangenheit zu erfahren. Das befähigt mich in der Gegenwart ein Stück weit mehr meinen Wesenskern zu leben. Jeder von euch hat einen unverzichtbaren Beitrag geleistet und meine Vision zum Leben erweckt. Eure Beiträge und eure Wertschätzung haben mich ermutigt und tief inspiriert. Danke für alles!«

Bildnachweis
Alle Illustrationen: Aletta Wetterstrand, Berlin
Coverfotografie: Frederico Martins
Retusche: Lalaland Studios
Haare/Makeup: Patrícia Lima

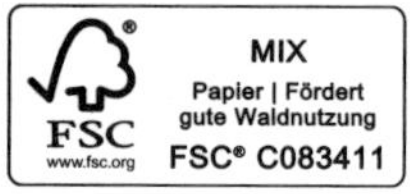

Penguin Random House Verlagsgruppe FSC® N001967

1. Auflage

Layout: Aletta Wetterstrand, Berlin
Redaktion: Dr. Ulrike Kretschmer, Catrin Meyer, Conni Biesalski
Satz: Nadine Thiel, kreativsatz, Baldham
Projektleitung: Sven Beier
Bildredaktion: Sabine Kestler
Umschlaggestaltung: Aletta Wetterstrand, Berlin, unter Verwendung eines Motivs von Frederico Martins

Druck und Bindung: CPI books GmbH, Leck
Printed in the EU

ISBN: 978-3-424-15455-9

» Dein Atem weist
dir sanft den Weg,
dein weiser Kompass,
der dich leitet.«

Christine Schmid

Schön, dass du da bist und sich unsere Wege kreuzen.

Für dich!

Inhalt

1

Der Atem – ein vielseitiges Werkzeug

2

Dein Einstieg in die Welt des Atmens

3

Dein Körper und der Atem

4

Atemtechniken und Atemmuster

5

Von der Theorie in die Praxis

6

Lebe deinen Atemflow

1

Der Atem – ein vielseitiges Werkzeug

Ein Atembuch – für dich

Hi, schön, dass du da bist. Mein Name ist Christine. Wir kennen uns vielleicht noch nicht persönlich, und doch habe ich dieses Buch für dich geschrieben. Warum? Es ist im Grunde ganz einfach: Ich möchte mein Wissen und meine Begeisterung für das Thema Atem mit dir teilen. Im deutschsprachigen Raum gibt es dazu zwar einiges, doch wirst du nur wenige Menschen finden, die sich ausschließlich damit befassen.

Mit diesem Buch hast du ab sofort deine ganz persönliche Toolbox zum Atem an der Hand, die du jederzeit nutzen kannst. Es schenkt dir:

- Ordnung im Chaos von Begriffen, Methoden und Übungen
- Aufklärung und Erklärungen rund um das Thema Atmen
- Praktische Atemübungen zur Selbstregulierung und Heilung im Alltag
- Die Fähigkeit, deine persönliche Entwicklung bewusst zu gestalten

Ich hätte früher nie geglaubt, dass mir ein Thema so viel Lebensfreude schenken würde. Wie ich zum bewussten Atmen gefunden habe? Es hat mich gefunden, und seitdem praktiziere ich es.

Atmen: Mein Weg zu dir

Es ist Januar 2013, ein Sonntagabend, als ich vom Bahnhof nach Hause komme. Ich schließe die Tür meiner Wohnung im vierten Stock eines Hauses in Hamburg auf und ertappe mich bei dem Gedanken: »Ah, morgen ist um 9 Uhr Morgenkonferenz, und ich muss in der Redaktion sein.« Eigentlich kein ungewöhnlicher Gedanke – käme er nicht ein Jahr nachdem ich meinen Job als Ressortleiterin bei der *Brigitte,* einem Frauenmagazin im Verlag Gruner + Jahr, gekündigt habe.

2012 nahm ich ein Sabbatical, ein Jahr unbezahlten Sonderurlaub. Ich wollte zur Ruhe kommen. Als ich im Mai 2012 in meinen Kalender blickte, stellte ich jedoch fest, dass er ähnlich prall gefüllt war wie zu meinen Redaktionszeiten – nur nicht mit Konferenzen, Teambesprechungen und dergleichen mehr, sondern mit Terminen für meine Ausbildungen, einen Spanischkurs und das Triathlontraining. Hinzu kam, dass ich wie wild Yoga und Meditation praktizierte, malte und schrieb. Meine Tage waren unfassbar voll, die Tagesstruktur beinahe identisch mit der, als ich noch in der Redaktion arbeitete. Nur die Inhalte waren andere. Diese Erkenntnis bedeutete einen echten Wendepunkt für mich und bildete gleichzeitig die Basis für eine tiefgreifende Transformation.

Tatsächlich hatte ich in meinem Leben zu diesem Zeitpunkt schon so viel verstanden, dass ich wusste, was ich ändern wollte. Warum in aller Welt dauerte es nur so lange? Meinem Kopf war klar, dass ich seit Monaten einen anderen Alltag lebte. Allerdings erinnerte sich mein Körper noch sehr gut an die vorige Alltagsstruktur mit 70-Stunden-Woche, unzähligen Terminen, ständiger Erreichbarkeit, einer Wochenendbeziehung und Freizeitgestaltungsstress. Diese Körpererinnerung hatte ich über viele Jahre geprägt. Mir wurde immer klarer: Wenn ich mir einen neuen Lifestyle wünschte, konnte ich ihn nicht einfach in die alte Struktur integrieren. Dafür bedurfte es einer tiefgreifenden und nachhaltigen Transformation.

Heute weiß ich, dass das keine Seltenheit ist: Wir sind in ein Alltagsleben verstrickt und wünschen uns eigentlich mehr Freizeit, Ruhe,

Gelassenheit und Flexibilität. Wir haben Vorstellungen, Wünsche und Bedürfnisse. Vielleicht haben wir auch Vision Boards, auf denen wir sie bildlich festhalten – das Leben im Haus am Meer oder mehr Zeit für Familie und Freunde. Wir wollen endlich eine bestimmte Ausbildung oder ein neues Hobby beginnen, wünschen uns mehr Lebensfreude, finanzielle Freiheit und Beweglichkeit für einen gesünderen Lifestyle. Wir möchten nicht mehr durch das Leben hetzen, wir möchten es vereinfachen und zugleich auf nichts verzichten müssen.

Fragst du dich, ob das alles möglich ist? So ging es mir damals. Ich hatte schon über zehn Jahre mit Workshops zur Persönlichkeitsentwicklung, Gesprächstherapie, Coachings und diversen Weiter- und Fortbildungen hinter mir. Meine Ausbildungen zum Holistic Life Coach und Energy Healer waren fast abgeschlossen. Und doch fühlte es sich an wie eine Ewigkeit, bis wirkliche Veränderung und Transformation in meinem Leben möglich waren. Zu viel blieb in diesen Jahren in meinen Gedanken und auf Mood Boards haften – bis ich verstand, wie wichtig es ist, meine Wünsche und Bedürfnisse auch auf körperlicher Ebene zu spüren und so zu verändern. Es war erst der bewusste Atem, der mein Leben auf dem Weg zu innerem Frieden, Verbundenheit und Freiheit wirklich und nachhaltig verändert hat.

Eine Wendung um 180 Grad

Diese radikale Veränderung fand statt, als ich 2013 mit meiner Atemausbildung begann. Auf der Matte meiner Atempraxis lernte ich ein wundervolles Werkzeug, das mich schon viele Jahre im Yoga begleitet hatte, ganz neu kennen. Nun waren die Atemübungen der Schlüssel zu kraftvollen Veränderungen in meinem Leben. Vieles kam in den Fluss, ging einfach und zeitnah. Ich durfte erfahren, was es heißt, mein Leben in Leichtigkeit zu gestalten. Das bedeutet nicht, dass ich vor bestimmten Entwicklungsschritten keine Angst mehr hatte. Aber ich hatte jetzt ein Werkzeug, das ich jederzeit nutzen konnte, das mir half, mit allen Gefühlen umzugehen und tief aufs Leben zu vertrauen. Mein Atem, den ich rund um die Uhr bei mir habe, unterstützt mich dabei, Schöpferin meines Lebens zu sein.

Ich erkannte, dass der Atem uns dabei helfen kann, unsere Strukturen und Verhaltensmuster zu ändern. Mit ihm können wir ein Bewusstsein schaffen, das uns ermöglicht zu entscheiden, wie wir unser Leben gestalten wollen. Leider sind wir Menschen häufig nur bereit, uns zu verändern, wenn wir persönlich oder im nahen Umfeld Krankheit, Schmerz oder Verlust erfahren. In solchen Phasen öffnen wir uns oft für neue Wege. Ich habe 2012 für mich entschieden, dass ich diese heftigen Zeichen vom Leben nicht mehr länger will. Ich bin bereit, in meine Selbstverantwortung zu gehen und das Leben mitzugestalten. Und das Tag für Tag aufs Neue.

Vielleicht bist du auch gerade an diesem Punkt. Eventuell hast du in der Vergangenheit schon viel ausprobiert und Selbsterfahrungen gesammelt. Oder du weißt schon, dass dein bewusster Atem dein Leben bereichert.

Die Antworten liegen in dir

Bei Schmerzen und anderen Problemen neigen wir oft dazu, Hilfe im Außen zu suchen. Auch ich habe mich früher auf die Liege meiner Physiotherapeutin gelegt und sie gebeten, mich von den Schmerzen zu befreien – bis ich irgendwann verstand, dass ich mir den Schmerz selbst mache. Ich erkannte, dass wir für unsere Entscheidungen selbst verantwortlich sind. Mein Atem ist dabei mein Guru, mein Navigationssystem und meine Kraft, um mit mir in Verbindung zu gehen.

Ich verstehe mich als Aktivistin des Atems. Die Basis meiner Arbeit bilden meine Ausbildungen ebenso wie meine eigenen Erfahrungen. Ich sage immer, ich bin meine beste Klientin, weil ich durch so viele Ups and Downs im Leben gegangen bin, so viele Hindernisse und Blockaden aus der Vergangenheit kenne. Das ermöglicht mir, Menschen abzuholen und zugleich mein Wissen auf verständliche Weise weiterzugeben. Es war nie mein Plan, Menschen das Thema Atmen zu vermitteln. Es ist ein inneres Calling, geleitet von meiner Schöpferkraft und meiner Intuition.

Heute gebe ich Menschen den Raum, sich selbst zu entwickeln, ihre Antworten zu finden und zu erfahren, dass alle Weisheit in ihnen liegt. Bei meiner Arbeit geht es also um Verkörperung, Selbstverantwortung und Selbstermächtigung – ich unterstütze meine Klient:innen dabei, in ihre eigene Kraft und Energie zu kommen. Wir beginnen unser Leben mit dem ersten Atemzug und verlassen unseren Körper mit dem letzten. Alles, was wir dazwischen erfahren, liegt in unserer Verantwortung.

Das Mantra: »Lokah Samastah Sukhino Bhavantu« aus dem Sanskrit und seine Interpretation aus dem Jivamukti Yoga bringen meine Intention und meine Werte auf den Punkt. Übersetzt heißt es: »Mögen alle Wesen glücklich sein. Mögen alle meine Worte, Taten und Gedanken in irgendeiner Form zu diesem Glück und zu dieser Freiheit beitragen.« Das Mantra wird dir übrigens ein paar Seiten weiter noch einmal begegnen. Denn: Ich habe in jedem Kapitel ein Zitat eingefügt, das mir viel bedeutet, und lade dich ein, dort beim Lesen kurz innezuhalten und durchzuatmen.

Wo stehst du gerade?

Bist du oft gestresst, fühlst du dich gefangen in deinem Alltag und tust dich schwer, zur Ruhe zu kommen? Hast du manchmal das Gefühl, dass das Leben an dir vorbeizieht und du ihm nur dabei zusiehst, ohne es wirklich zu leben? Im größten Stress, in tiefgreifenden Phasen der Veränderung, in allen Situationen, in denen das Gefühl von Hilflosigkeit, Ausgeliefertsein oder Verlorenheit aufkommt, ist dein Atem dein ständiger Begleiter! 24 Stunden am Tag und sieben Tage die Woche.

Wenn du dich wieder frei und lebendig fühlen und das Leben deiner Träume kreieren möchtest, hast du vermutlich bereits einiges an Persönlichkeitsentwicklung, Büchern und Seminaren hinter dir. Aber fehlt dir noch etwas? Vielleicht brauchst du einen Ruhepol, um neue Kraft zu schöpfen, Klarheit zu gewinnen und dann mit Leichtigkeit das zu erschaffen, das du dir wünschst.

Dein Atem ist dein direkter Zugang zum Unterbewusstsein. Von dort aus werden Wiederholungsschleifen im Leben gesteuert. Du kannst deinen Stress nicht mit dem gleichen Handeln und den gleichen Gedankengängen ändern, mit denen er entstanden ist. Sobald du vom Kopf in den Körper kommst, wirst du in Leichtigkeit, frei von Hektik und Stress, dein Leben verändern. Wir können dort alte Glaubenssätze, Blockaden, Emotionen und vieles mehr lösen. Deine regelmäßige Atempraxis hilft dir innerhalb eines kurzen Zeitraums schon, dein Leben so zu verändern, dass du deine Bedürfnisse besser wahrnehmen kannst.

Die vielen Vorteile einer regelmäßigen Atempraxis

Wenn du dich regelmäßig mit deinem Atem verbindest, wird sich dein Leben in vielerlei Hinsicht zum Positiven wenden:

- Du findest Antworten auf deine Lebensfragen.
- Du lebst selbstverantwortlich das Leben deiner Träume.
- Du kannst deine Visionen, Potenziale und Träume lebendig im Alltag gestalten.
- Blockierende Emotionen und Anspannungen im Körper werden harmonisiert.
- Du kommst vom Kopf in den Körper.
- Durch den Atem erfährst du mehr Selbstliebe und Selbstakzeptanz.
- Deine Gefühle lassen sich besser regulieren.
- Du kannst besser mit Stress und Ängsten umgehen.
- Innere Ruhe kann leichter in dein Leben integriert werden.
- Schlaf und Gesundheit verbessern sich.
- Du gelangst zu mehr Energie, Fitness und Fokus.
- Es wird dir gelingen, mehr Lebensfreude, Kreativität und Authentizität zu leben.

Dein Atem kann die Welt verändern

Früher wollte ich die Welt retten und mehr Frieden schaffen. 2012 erkannte ich, dass es zunächst um meinen eigenen inneren Frieden und meine Ruhe geht. Nachdem ich mich intensiv über viele Jahre mit gravierenden persönlichen Themen auseinandergesetzt hatte, konnte ich meinen Blick wieder nach außen richten. Heute weiß ich, dass du und auch die Welt nicht gerettet werden müssen.

Allerdings haben wir alle die Möglichkeit und Fähigkeit, eine friedvolle Welt zu schaffen. Alle Lebewesen – ganz egal, wo auf der Welt sie sich befinden – sind mit dem Atem verbunden, unabhängig von Ort, Sprache, Herkunft, Geschlecht und dergleichen mehr. Ist das nicht wundervoll? Alles beginnt in dir. Der Atem, dieser kraftvolle Schlüssel in dir, ermöglicht es dir, in Verbindung zu gehen – mit dir selbst, deiner Einzigartigkeit und deiner Leidenschaft. Außerdem kannst du auch in Verbindung mit anderen Menschen und dem großen Ganzen treten. Wir als Menschen sind Teil der Erde, ihrer Zyklen und Rhythmen. Das Bewusstsein und der Atem schenken uns die Selbstermächtigung und Selbstverantwortung für das Leben. So kannst auch du dein Leben nach deinen Bedürfnissen und Wünschen gestalten und hast die Fähigkeit, deinen einzigartigen Beitrag in der Welt mit uns zu teilen.

Vielleicht hört es sich für dich merkwürdig an, dass ich überzeugt bin, dass Atmen die Welt verändert. Ich weiß, was die regelmäßige Praxis bei mir und unzähligen meiner Klient:innen verändert hat. Und was im Kleinen geht, geht auch im Großen. Innerhalb kürzester Zeit durfte ich diese Veränderung erfahren, die mir jahrelanges Coaching und Therapie nicht geben konnten. Ich weiß, es ist eine große und reale Chance. Du hast keine Zeit zu verlieren. Das Leben und die Erde sind so kostbar, dass es schade wäre, auch nur einen Tag hier mit etwas zu verschwenden, das du eigentlich gar nicht mehr willst.

Wenn du fühlst, wenn du Körpererinnerungen erkennst und dann bereit bist, dein Leben zu verändern, kommen dein Strahlen, deine Energie und deine Kraft von innen heraus. Du gehst deinen authentischen Weg und folgst deiner Wahrheit – und damit bist du Teil vom großen Ganzen. Wir werden immer mehr Menschen, die in ihre Kraft kommen, indem sie ihren authentischen Weg gehen und ehrlich mit sich selbst sind.

Ich begleite dich auf deinem Weg

Ich habe viele Erfahrungen damit gemacht, wie Atmen das Leben positiv beeinflussen kann. Dieses Wissen möchte ich mit dir teilen. Ich weiß, dass du Sehnsucht danach verspürst, eine tiefere Verbindung mit deinem Körper aufzubauen und dich noch besser kennenzulernen – einfach zu spüren, was deine Bedürfnisse sind. Woher ich das weiß? Bei den allermeisten Menschen, die mir begegnen und mehr über das Atmen erfahren möchten, ist das so. Und ich vermute stark, dass wir als Trainer:innen und Lehrer:innen die Menschen anziehen, die auch etwas mit uns selbst zu tun haben.

Ich sehe dich und bin nicht hier, um dich zu verändern. Ich bin hier, weil du danach gefragt hast. Ich sehe dich in allem, wie du bist. Du hast einen weiteren Schritt zu dir und zu einem selbstbestimmten und selbstwirksamen Leben gemacht, indem du dir und auch mir vertraust, indem wir uns hier begegnen und verbinden können. Und genau darum geht es in diesem Buch: Du entscheidest. Liest du jetzt weiter oder legst das Buch kurz beiseite und verbindest dich mit deiner Atmung? Wenn du es nicht jetzt machst, findest du auf vielen Seiten immer wieder die Gelegenheit dazu. Nutze dieses Buch gern als Wegbegleiter. Nimm es immer wieder zur Hand, wenn du vielleicht in einer Lebenssituation feststeckst oder Fragen hast. Ich lese Bücher auf ganz unterschiedliche Weise, etwa indem ich sie eine Zeit lang neben mein Bett lege und ab und zu aufschlage. Genau diese Zeilen sind dann richtig für mich.

Außerdem beginne ich oft Bücher zu lesen, indem ich ganz nach hinten blättere – deshalb habe ich für diejenigen, die das auch so handhaben, auf der letzten Seite eine Nachricht hinterlassen. Ich bin mir sicher, wir werden eine gute Zeit haben und uns vielleicht mal online oder offline persönlich begegnen.

In diesem Buch habe ich für dich alles zusammengefasst, was du zum Atmen wissen solltest. Auf der Basis meiner umfassenden Ausbildung und Erfahrungen, aber auch anhand wissenschaftlicher Erkenntnisse zeige ich dir, wie wichtig das Thema Atmen ist und wie sehr es in Zukunft unser Leben beeinflussen wird. Ich habe, zum Teil gemeinsam mit anderen Expert:innen, die Essenz des Wissens herausgefiltert und teile sie mit dir. Entstanden ist die ultimative Zusammenfassung, die ich mir selbst am Anfang meiner eigenen Reise in ein bewusstes und gesundes Leben gewünscht hätte.

Ein Wort zum Buchtitel

Vielleicht fragst du dich nun noch, warum dieses Buch *Atme. Jetzt.* heißt. Für mich bedeuten diese Worte, dass ich mich auf den gegenwärtigen Moment konzentriere und die Aufmerksamkeit auf meinen Atem lenke. So kann ich meine Gedanken beruhigen und mich im Hier und Jetzt präsent fühlen. Sie erinnern mich aber auch daran, wie wichtig es ist, tief und vollständig zu atmen, um meinen Körper mit Sauerstoff zu versorgen und so meine Gesundheit und mein Wohlbefinden zu verbessern. Durch bewusstes Atmen kann ich Stress und Anspannung abbauen und meine Energie und Kreativität steigern. Schließlich sind sie für mich ein metaphorischer Ausdruck, der uns darauf hinweist, dass unser Leben ebenso flüchtig und kurzlebig sein kann wie ein einziger Atemzug. Er erinnert uns daran, dass das Leben kostbar ist. Genauso wie wir jeden Atemzug bewusst und tief inhalieren können, sollten wir auch unser Leben bewusst und vollständig leben.

Und warum die Punkte bei *Atme. Jetzt.*? Je nach Sichtweise bietet ein Punkt viele Interpretationen: Er ist Symbol der Ganzheit. Dinge auf den Punkt zu bringen ist ein Ausdruck von Klarheit. Der Punkt steht für mich aber auch zur Erinnerung, sich nicht im Tun zu verlieren, sondern im Streben nach Einheit immer wieder neu auszurichten. Schließlich kann der Punkt als Ausdruck der Einfachheit und des Minimalismus betrachtet werden. In einer Welt, die von

Ablenkungen und Überstimulation geprägt ist, ist der Punkt eine einfache und klare Botschaft, die uns an das Wesentliche erinnert: den Atem im Hier und Jetzt. Daher steht der Punkt jeweils für das Ein- und das Ausatmen.

Über den Untertitel »Bewusstes Atmen für innere Ruhe, Lebensfreude und Kreativität« habe ich lange nachgedacht. Er enthält meine Botschaft für mehr Lebensqualität. Die darin genannten drei Qualitäten sind für mich in der neuen Zeit, in die wir gemeinsam eintreten, besonders wichtig, um ein friedliches, respektvolles und empathisches Miteinander gestalten zu können:

- Innere Ruhe
  In der Ruhe liegt die Kraft, um im Chaos gelassen zu bleiben und auch inneren Frieden zu finden. Ebenso geht es um Vertrauen, ein Gefühl von Sicherheit und die Fähigkeit zur Selbstregulation.

- Lebensfreude
  Freude ist Expansion, Lachen, Ausdruck des Selbst – das Dasein im Hier und Jetzt. Wer in der Freude ist, ist entspannt in seiner Leichtigkeit, in der Verbindung mit sich und anderen. Lebensfreude ist ansteckend für dich und dein Umfeld.

- Kreativität
  Kreativität ist für mich die gefragte Fähigkeit dieser Zeit. Wenn ich kreativ bin, kann ich mich immer wieder auf neue Lebensumstände einstellen, aus den Erfahrungen schöpfen und Neues gestalten. Mehr Inspiration dazu findest du einige Seiten weiter.

Bevor wir nun loslegen und tiefer ins Thema Atmen eintauchen, möchte ich dir noch ein paar Dinge mitgeben, die mir am Herzen liegen – sie sind für meine Arbeit wichtig und inspirieren möglicherweise auch dich. Viel Freude beim Lesen und Praktizieren!

Welche Bedürfnisse hast du?

Lange Zeit hatte ich den Wunsch, es anderen recht zu machen, um weiter in einer vermeintlich sicheren Verbindung bleiben zu können. Das Verhaltensmuster wird auch als People Pleasing bezeichnet. Ich konnte mich ganz leicht nach den Bedürfnissen anderer richten, weil ich meine eigenen viel zu leise oder gar nicht wahrgenommen habe. Das zu erkennen und zu ändern hat Jahre gedauert. Heute habe ich Menschen in meinem Leben, die ähnlich ticken wie ich. So wurde es über die Jahre immer leichter, mein Leben nach meinen Bedürfnissen zu gestalten.

Bedürfnisse sind Wünsche oder Anforderungen, die wir haben, um uns wohl und erfüllt zu fühlen. Sie können physischer, emotionaler oder geistiger Natur sein und variieren je nach Person und Lebenssituation. Einige Beispiele sind körperliche Gesundheit, emotionale Unterstützung, innere Ruhe, Selbstverwirklichung, Sicherheit, Kreativität, Lebensfreude, Verbindung zu sich und anderen und die damit verbundene Zugehörigkeit. Wenn wir unsere Bedürfnisse ignorieren oder unterdrücken, können Frustration, Unzufriedenheit und Stress die Folge sein. Wenn wir uns jedoch darüber im Klaren sind, was uns wichtig ist und was wir brauchen, können wir Entscheidungen treffen und unser Leben so gestalten, dass es uns erfüllt und glücklich macht.

Sich selbst hören und sehen

Es kann schwierig sein, die eigenen Bedürfnisse zu erkennen und zu akzeptieren. Wenn wir uns ihnen widmen, fühlen wir uns möglicherweise schuldig oder egoistisch. Es ist jedoch wichtig zu wissen, dass es nicht nur in Ordnung ist, für die eigenen Bedürfnisse einzustehen, sondern auch notwendig, um ein erfülltes Leben führen zu können. Kümmern wir uns um unsere Bedürfnisse, sind wir besser in der Lage, anderen zu helfen und für sie da zu sein.

Ein weiterer wichtiger Aspekt hinsichtlich unserer Bedürfnisse ist deren Kommunikation. Wir dürfen lernen, unsere Bedürfnisse klar und respektvoll zu äußern, um sicherzustellen, dass unsere Beziehungen auf einer gesunden und unterstützenden Basis aufgebaut sind. Anderenfalls kann es passieren, dass wir uns unverstanden oder ungeliebt fühlen. Ich selbst hatte lange Zeit das Gefühl, nicht gesehen und gehört zu werden. Bis ich irgendwann verstand, dass der erste Schritt darin besteht, mich selbst zu hören und zu sehen!

Es ist wichtig zu beachten, dass Bedürfnisse individuell und kontextabhängig sind. Sie können sich im Laufe des Lebens ändern und variieren je nach den spezifischen Umständen, den kulturellen Normen und den sozialen Bedingungen einer Person. Bedürfnisse können befriedigt oder unerfüllt sein, und das Streben nach ihrer Erfüllung kann einen starken Einfluss auf das Verhalten, die Entscheidungen und die Lebensqualität eines Individuums haben.

Mit diesem Buch möchte ich dich dabei unterstützen, dich mithilfe der bewussten Atmung selbst zu hören, zu fühlen und zu sehen. Sie ist ein Schlüssel zu deinem Körper und verschafft dir Zugang zu deinem Innersten. Gleichzeitig erleichtert sie dir, in Verbindung mit anderen zu gehen. Auf all das werde ich in diesem Buch genauer mit dir eingehen. Schon jetzt möchte ich dir ein Modell aus der Psychologie vorstellen, das dir auf deinem Weg vielleicht nützlich sein kann – bei mir zumindest war es so.

Die Bedürfnispyramide von Maslow

Früher ist es mir sehr schwergefallen, meine Bedürfnisse überhaupt wahrzunehmen. Was ich damit meine, kann ich dir an einem simplen Beispiel zeigen: Hätte man mich gefragt, wie ich meine Eier am liebsten esse, ob hart oder weich gekocht, als Omelett oder doch eher Ei-Ersatz, wäre meine Antwort definitiv gewesen: Ich mag alles gern. Was noch heute irgendwie stimmt – und gleichzeitig esse ich am liebsten Tofu-Rührei. Was mir geholfen hat, mein Leben leichter nach meinen Bedürfnissen auszurichten? Unter anderem die Bedürfnispyramide des US-Psychologen Abraham Maslow, die ich vor einigen Jahren kennenlernte.

In fünf Schritten zur Selbstverwirklichung

Die Maslowsche Bedürfnispyramide hat fünf Stufen oder Kategorien von Bedürfnissen, die von den Grundbedürfnissen des Körpers bis zu den höheren, spirituellen Bedürfnissen reichen. Maslow ging davon aus, dass man erst eine Stufe der Pyramide erreicht haben muss, bevor man zur nächsten Stufe übergehen kann. Das bedeutet, dass erst einmal die einfachsten körperlichen Bedürfnisse erfüllt sein müssen, bevor man sich um Freunde oder Erfolg kümmern kann. Die Bedürfnispyramide von Maslow hilft uns zu verstehen, was Menschen motiviert; sie wird in verschiedenen Bereichen verwendet, etwa in der Psychologie oder im Management.

Die Stufen der Maslowschen Bedürfnispyramide

1. **Physiologische Bedürfnisse**
   Elementare Grundbedürfnisse wie Essen, Wasser, Schlaf, Atmen und Sexualität
2. **Sicherheitsbedürfnisse**
   Bedürfnis nach körperlicher und seelischer Unversehrtheit, beispielsweise inneres Vertrauen, Schutz vor Gefahren, finanzielle Sicherheit, ein stabiles Zuhause
3. **Soziale Bedürfnisse**
   Bedürfnis nach Beziehungen zu anderen Menschen, Freundschaft, Liebe, Zugehörigkeit und Akzeptanz
4. **Individualbedürfnisse**
   Bedürfnis nach Anerkennung durch andere, Selbstachtung und Selbstvertrauen sowie das Verlangen nach »Erfolg«
5. **Selbstverwirklichung**
   Das Verlangen nach Selbstentfaltung, persönlichem Wachstum und Erfüllung, Kreativität und Spiritualität

Was dein Blickwinkel mit dem Atem zu tun hat

Kürzlich steckte ich wieder mal fest. Dann fielen mir die Fährausflüge mit meiner Omi in der Kindheit ein. Wir gingen häufig zusammen spazieren. Unterwegs kaufte sie mir meist Gummibärchen beim Bäcker, die in einer kleinen Papiertüte verpackt waren. Die Süßigkeiten aßen wir zusammen auf einer Bank am Mainufer und schauten auf die andere Uferseite. Manchmal entschieden wir spontan, in die Fähre zu steigen und ins Dorf gegenüber zu fahren. Meine Omi sagte dann immer: »Oh ja, lass uns mal wieder die Perspektive wechseln.«

Wie wichtig es ist, immer mal wieder den Blickwinkel zu verändern und die Dinge in ein anderes Licht zu rücken, ist mir erst im Erwachsenenalter bewusst geworden. Und wie weise es von meiner Omi war, diese Worte mit einer körperlichen Erfahrung zu verknüpfen, verstand ich noch besser über meine Körper- und Atempraxis. Es geht darum, nicht nur im Geist oder in einem Gespräch die Perspektive zu wechseln, sondern den anderen Blickwinkel mit dem Körper zusammen – sprich: somatisch – zu erfahren.

Während das Denken eine abstrakte und distanzierte Form des Erlebens ist, beinhaltet die somatische Erfahrung eine direkte Verkörperung der Handlungen. Die Atmung kann uns dabei unterstützen, beide Aspekte des Erlebens miteinander zu verbinden. Das hängt wiederum mit dem Aufbau unseres Nervensystems zusammen – mehr darüber erfährst du in Kapitel 3. Was ich dir an dieser Stelle mitgeben möchte, ist Folgendes: Wenn wir mit allen Sinnen und auch somatisch unsere Erfahrungen machen, fällt es manchmal leichter, die Perspektive zu wechseln und Abstand zu den Dingen zu gewinnen. Wichtig Geglaubtes kann so bedeutungsloser werden und umgekehrt. Für neue Erkenntnisse und Gefühle reicht manchmal eine kurze Fahrt ans andere Ufer. Und ein paar bewusste Atemzüge.

Offenheit, Neugierde und der Mut, den nächsten Schritt zu gehen, sind wichtige Voraussetzungen für einen Perspektivwechsel. Wenn wir uns darauf einlassen, können wir unser Leben bereichern, uns selbst weiterentwickeln und neue Erfahrungen machen. Die Basis für einen Perspektivwechsel könnte folgender Satz sein: »Ich weiß, dass ich nichts weiß.« Die Welt so mit anderen Augen sehen und gewohnte Denkpfade verlassen. Schon Albert Einstein wusste: »Probleme kann man niemals mit derselben Denkweise lösen, durch die sie entstanden sind.«

Ideen für einen Perspektivwechsel

Dass du dieses Buch liest, zeigt mir deine Offenheit dafür, die Perspektive zu wechseln: Du erlaubst dir, mit mir in meine Atemwelt einzutauchen. Ich wünsche mir von Herzen, dass ich deine Welt ein Stück bunter und lebendiger mitgestalten kann. Vielleicht versuchst du es in puncto Perspektivwechsel mal mit den folgenden Dingen:

- Mit der Fähre fahren
- Kopfstand machen, Rad schlagen oder Purzelbaum machen – ohne Perfektionsanspruch
- Einen Hügel, Baum oder Berg erklettern
- Auf den Tisch oder einen Stuhl steigen
- Einen Fernseh-, Kirch- oder Leuchtturm erklimmen

»Lokah Samastah Sukhino Bhavantu – Mögen alle Wesen glücklich sein. Mögen meine Worte, Taten und Gedanken in irgendeiner Form zu diesem Glück und zu dieser Freiheit beitragen.«

Sanskrit Mantra

Kreativität bereichert dein Leben

Manchmal sitze ich einfach da, ganz ruhig, und atme. Das sind die Momente im Leben, in denen meine Kreativität und Lebensfreude spürbar sind. Interessant ist doch, dass viele von uns nach Glück, Freiheit, Leichtigkeit und Kreativität streben, wir uns aber nur wenige Augenblicke am Tag die Zeit und den Raum nehmen, um zu fühlen. Früher fiel es mir leichter, mich im Schmerz und in der Schwere sicher und wohl zu fühlen. Das Wohlfühlen im Zustand des Seins, in der wahren Freude und Leichtigkeit, musste ich erst üben. Mehr und mehr habe ich gelernt, mich darin auszudehnen, mich für das Leben zu öffnen und zu expandieren.

Kreativität ist für mich die Fähigkeit, neue Ideen zu generieren, Probleme auf innovative Weise zu lösen und Dinge auf eine einzigartige und originelle Art zu schaffen. Kreativität erfordert die Verbindung und Kombination von Gedanken und Emotionen. Sie kann in vielen Bereichen wie Kunst, Musik, Literatur, Technologie und Business eingesetzt werden und ist ein wichtiger Bestandteil des menschlichen Potenzials. Kreativität entsteht aus Entspannung heraus. Für mich ist Kreativität die gefragte Fähigkeit unserer Zeit. Wir stehen vor großen Herausforderungen, um unser Leben hier auf der Welt zu gestalten. Dafür braucht es neue Lösungen, Offenheit, Diversität und eben auch Kreativität.

Ein Interview zu deiner Inspiration

Jutta Kallies-Schweiger hat mich in ihrem Podcast »Juttas Zukunftskompetenzen« zum Thema Kreativität befragt. Im Folgenden findest du Auszüge aus unserem Gespräch. Vielleicht hast du Lust, dir diese Fragen einmal selbst zu stellen.

Wie kreativ bist du?
Auf einer Skala von 1 bis 10 (1 bedeutet gar nicht kreativ und 10 sehr kreativ) würde ich mich selbst als 10 bezeichnen. Meine Kreativität zeigt sich in meinem gesamten Leben, meiner Art zu leben, meiner Arbeit, meinem Denken, meiner Malerei, im Umgang mit anderen Menschen und sogar beim Kochen. Ich liebe es zu gestalten, und daher findet Kreativität in allen Bereichen meines Lebens statt. Kreativität ist das Fundament meines Lebens und mein Herzschlag.
Welche Eigenschaften verbindest du mit kreativen Menschen?
Freiheit, »Thinking out of the Box«, Bewusstsein, Vielfalt, Offenheit, Innovation, Authentizität, Selbstbewusstsein, Kommunikationsfähigkeit, Empathie, Flexibilität, Wissbegierde, Lebendigkeit, Weisheit, Experimentierfreude, Neugierde und Verbundenheit.
Welche Eigenschaften davon besitzt du?
Keine, da ich generell nichts besitze. Aber: Ich verkörpere alle davon. Ich übe mich täglich darin, mehr Tiefe und Weisheit in jeder Eigenschaft zu erforschen, darin zu experimentieren und mich auszuprobieren.
Was ist ein kreatives Produkt? Was macht ein Produkt kreativ?
Ein kreatives Produkt ist für mich nachhaltig und intelligent. Vor allem zeitlos und gleichzeitig zeitgemäß, das heißt, es passt sich der aktuellen Zeitqualität, in der wir leben, an. Und: Ein Produkt ist für mich kreativ, wenn es sich an der Intelligenz der Natur und deren Rhythmen orientiert, den »Cradle to Cradle«-Gedanken innehat und/oder besonders langlebig ist.
Wie können Menschen ihre Kreativität nutzen und anwenden?
Es ist meiner Erfahrung nach wichtig, dass Menschen sich sicher fühlen – in sich und auch in ihrem Lebensumfeld. Hier spielt aus meiner

Sicht ein reguliertes Nervensystem eine große Rolle. [Anmerkung: Mehr darüber erfährst du in Kapitel 3.] Wenn wir die meiste Zeit im Leben im sogenannten Fight-or-Flight-Modus sind, erzeugt das Unsicherheit, Stress etc. Kreativität entsteht in der Entspannung, aus der inneren Ruhe und Kraft heraus. Klar, es gibt auch Menschen, die im größten Stress kreativ sind. Dies ist jedoch auf lange Sicht und im Hinblick auf ein ganzes Leben nicht realisierbar, da es an einem bestimmten Punkt dann in den meisten Fällen in chronische Krankheiten u. Ä. kippen kann. Es ist wichtig, dass ein Mensch sich gut kennt und Ressourcen zur Selbstregulierung hat.

Mein Bedürfnis ist es, ein kreatives Leben zu führen, deshalb widme ich mich täglich meiner Atem- und Meditationspraxis, mache Sport, treffe bewusste Entscheidungen für meine Lebensumstände, habe Auszeiten, lebe in der Natur, bewege mich, mache Sport und nähre meinen Körper mit Nahrung, die gut für mich ist. Das heißt, ich gestalte mein Leben und meinen Lifestyle so, dass ich entspannt und damit kreativ bin. Aus diesem Grund muss ich heute gar nicht mehr darüber nachdenken, wie ich meine Kreativität anwenden kann – sie ist in mir verkörpert und fließend.

Welche Atmosphäre begünstigt Kreativität?

Meine Erfahrung ist, dass eine Atmosphäre der Entspannung und ein Gefühl von Sicherheit, Geborgenheit und Vertrauen Kreativität begünstigen. Auch Lebensfreude ist für mich ein wichtiger Punkt. Damit meine ich ein tiefes und anhaltendes Gefühl von Glück, Zufriedenheit und Freude am Leben. Es ist ein Zustand des Wohlbefindens, der uns das Gefühl gibt, dass das Leben lebenswert und erfüllend ist. Lebensfreude kann durch viele Dinge wie Liebe, Freundschaft, Familie, Erfolg, kreative Entfaltung und viele weitere positive Erfahrungen in unserem Leben genährt werden. In Bezug auf Kreativität kann Lebensfreude uns helfen, unsere kreativen Potenziale zu entfalten und unsere Ideen und Visionen auf eine Weise auszudrücken, die uns und anderen Freude bereitet. Die Verbindung von Kreativität und Lebensfreude kann auch zu einem Gefühl von Sinnhaftigkeit und Erfüllung in unserem Leben beitragen.

Dankbarkeit und Atem: Ein echtes Dream-Team

Dankbarkeit ist ein tiefes Gefühl der Wertschätzung und des Glücks für die Geschenke, die das Leben uns bietet. Es trägt wesentlich zu einem erfüllten Leben bei und gilt in vielen Kulturen und Traditionen als wichtige Tugend. Für manche Menschen ist die Dankbarkeit ein alter Hut, gleichzeitig kann man sich meiner Erfahrung nach gar nicht genug darin üben, das Gefühl von Dankbarkeit zu verkörpern. Dankbarkeit ermöglicht es uns, unsere Aufmerksamkeit auf das Positive in unserem Leben zu lenken und es uns bewusst zu machen. Doch wie können wir Dankbarkeit und Atem miteinander verbinden?

Eine tägliche Atempraxis kann uns dabei helfen, unsere Dankbarkeit zu stärken. Der Atem ist eine kraftvolle Verbindung zwischen unserem Körper und unserem Geist. Er ist stets bei uns und begleitet uns in jedem Moment. Wenn wir unseren Atem beobachten und uns auf die Ein- und Ausatmung konzentrieren, können wir auch unseren Geist beruhigen und zur Gegenwart zurückkehren. In diesem Zustand fällt es uns leichter, uns bewusst zu machen, wie reich wir auch ohne materiellen Reichtum beschenkt sind und wie glücklich wir sein können. Wir können uns für die kleinen Dinge im Leben öffnen und die Fülle um uns herum erkennen. Indem wir uns bewusst Zeit nehmen, um tief und vollständig zu atmen, verbinden wir uns mit dem Leben selbst und fühlen uns für den wunderbaren Prozess des Atmens dankbar. Wir können erkennen, dass der Atem ein Geschenk ist, das uns jeden Moment am Leben erhält. Und wir können aufhören, im Außen nach Dingen oder Augenblicken zu suchen, für die wir dankbar sind. Für mich ist es jeder Atemzug, der mir Leben schenkt. Ich weiß, das ist in herausfordernden Lebenssituationen manchmal nicht so easy. Gleichzeitig habe ich die Erfahrung gemacht, dass es mir gerade in finanziell oder emotional angespannten Situationen besonders hilft, mich auf die Dinge zu konzentrieren, die jetzt gerade in meinen Leben sind. Die Verbindung von Dankbarkeit und Atem bietet uns somit die Chance, die körperliche und geistige Ebene miteinander zu vereinen.

Demut und Achtsamkeit – Aspekte der Dankbarkeit

Demut ist ein weiterer wichtiger Aspekt der Dankbarkeit. Dabei geht es darum, sich bewusst zu machen, dass das Glück, das wir haben, nicht selbstverständlich ist, sondern dass wir es von anderen oder durch Zufall erhalten haben. Demut erfordert auch die Fähigkeit, sich anderen gegenüber dankbar zu zeigen und sich für das Gute in ihrem Leben zu freuen.

Eine ebenso wichtige Komponente der Dankbarkeit ist die Achtsamkeit. Bei ihr geht es darum, sich bewusst zu machen, was in unserem Leben passiert, ohne es zu bewerten oder zu beurteilen. Wenn wir achtsam sind, sind wir in der Lage, dankbar zu sein für die kleinen Dinge im Leben, die uns normalerweise entgehen würden.

Schwingungen von Dankbarkeit sind ein Konzept aus der Quantenphysik, das besagt, dass alles im Universum eine bestimmte Energie oder Schwingung hat. Wenn wir uns auf dankbare Gedanken und Gefühle konzentrieren, erhöhen wir unsere eigene Schwingung und ziehen positive Ereignisse und Menschen in unser Leben.

Kreativität wie zum Beispiel schreiben und malen führt bei vielen Menschen zu einem erhöhten Wohlbefinden und weniger körperlichen Beschwerden. Eine Studie (1) der University of Miami hat gezeigt, dass das Praktizieren von Dankbarkeit zu einem höheren Maß an Selbstachtung, Optimismus und Selbstbeherrschung führt.

Deine tägliche Praxis für mehr Lebensfreude

Eine tägliche Praxis der Dankbarkeit kann uns helfen, unser Leben zu bereichern und mehr Lebensfreude zu erfahren. Probiere es aus und lass dich von der Kraft der Dankbarkeit inspirieren! Ich lade dich ein, dich bewusst auf deinen Atem zu konzentrieren und dich dabei an all die Dinge zu erinnern, für die du dankbar bist. Spüre die Fülle des Lebens in jedem Atemzug und lass Dankbarkeit und Atem zu einem kraftvollen Dream-Team in deinem Leben werden.

Dankbarkeit ins Leben integrieren

- **Führe ein Dankbarkeitstagebuch**
  Nimm dir jeden Tag ein paar Minuten Zeit, um drei Dinge aufzuschreiben, für die du dankbar bist. Es können kleine Dinge wie eine Tasse Tee, ein pünktlicher Bus am Morgen oder das freundliche Lächeln eines Fremden sein – oder größere Dinge wie eine gute Gesundheit oder liebevolle Beziehungen.
- **Praktiziere Achtsamkeit**
  Eine einfache Möglichkeit, Achtsamkeit zu praktizieren, ist durch den bewussten Atem. Er hilft uns, uns auf das Hier und Jetzt zu konzentrieren. Wenn wir unseren Atem beobachten, lernen wir, ganz im gegenwärtigen Moment zu sein und alle Gedanken oder Sorgen loszulassen. Dies ist ein wichtiger Schritt, um uns für das zu öffnen, was wir haben.
- **Betrachte Herausforderungen als Chancen**
  Schwierige Zeiten können uns dazu bringen, uns auf das Negative zu konzentrieren, und uns undankbar machen. »Warum immer

ich?!« ist eine Frage, die ich von Klient:innen immer wieder einmal höre. Wenn wir unsere Herausforderungen jedoch als Chancen, zu wachsen und uns zu entwickeln, begreifen, können wir eine achtsame Einstellung bewahren und dankbar für die Lektionen, die wir lernen, sein. Das ist manchmal zwar einfacher geschrieben, als im Leben umgesetzt, doch der Versuch lohnt sich! Ebenso wie ein Perspektivwechsel: Warum immer ich? Weil das Leben mich in die Richtung führt, in der mein höchstes Potenzial liegt. Auch wenn das bedeutet, sich erst einmal durch den Schmerz hindurchzufühlen. Wenn du in alldem schon geübt bist und jetzt denkst, »ist doch ein alter Schuh und habe ich doch alles schon gemacht«, dann lohnt es sich an dieser Stelle bei den vermeintlich langweiligen Übungen, tiefer zu gehen.

Wie Sprache wirkt – und wie du sie einsetzen kannst

Mir ist für unsere Kommunikation im Buch wichtig, dass wir uns verstehen. Sprache schafft Bewusstsein. Sprache beeinflusst unser Denken und Fühlen und umgekehrt. Das eine ist, wie ich Dinge sage, das andere, wie du sie verstehst. Wie kommen meine Worte in deinem Universum an? Durch eine bewusstere Wahl der Sprache kann sich auch ein tieferes Verständnis für die Verbindung zwischen Worten, Körper und Atem entwickeln.

Das Buch trägt die Widmung: »Für dich«. Was bedeutet das für die Sprache in diesem Buch? Ich verwende, so gut ich es jetzt gerade kann, eine gendergerechte und diskriminierungsfreie Sprache. Ich nutze den Doppelpunkt, weil er mir von der Gestaltung her besser gefällt als das Gendersternchen. Eine inklusive Sprache schließt für mich alle Menschen ein, unabhängig von Geschlecht, Herkunft, Alter, sexueller Identität, Religion und Fähigkeiten. Ich spreche immer wieder von Menschen und Personen anstelle von Männern und Frauen, etwa von Menschen mit Zyklus statt von Frauen. Mir ist wichtig, auch LGBTQIA+ Personen offen und inklusiv anzusprechen.

Sprache ist die Brille, durch die wir unsere Wahrheit und die Welt sehen. Sprache gibt Sicherheit, was ein wichtiger Aspekt beim Thema Nervensystem und Atmung ist – darauf gehen wir später ein. Sprache fördert ein wertschätzendes und respektvolles Miteinander, frei von Klischees und stereotypen Rollenbildern. Gleichzeitig nutze ich Sprache, um zu fühlen, neue Bilder in mir und in meiner Welt zu kreieren. Sprache ist für mich ein kreativer Ausdruck, der durch meinen Körper hindurchfließt. Ich bin eine Übende und habe keinen Anspruch auf Perfektion. Ich lerne jeden Tag. Das Leben ist Lernen und Freude. Dem gebe ich mich hin.

Während der vielen Jahre meiner persönlichen Entwicklung habe ich auch meine Sprache weiterentwickelt und nutze Worte inzwischen so, dass sie meinem Körper Sicherheit schenken. Meine Wortwahl hat mir immer wieder geholfen, mich für den nächsten Entwicklungsschritt zu öffnen.

Wortspielereien von Bedeutung

Da mir Sprache ein wichtiges Anliegen ist, möchte ich ein paar Beobachtungen mit dir teilen. Im Anschluss daran habe ich einige Fragen zusammengestellt – vielleicht regen sie dich ja dazu an, die Auswirkungen auf dein Körpergefühl zu erspüren. Du kannst auch die eine oder andere Frage mit in deine Atem- oder Meditationspraxis nehmen – oder du schreibst Tagebuch damit. Die Übung ist eine Einladung an dich, deinen Atem in Verbindung mit deinen Worten wahrzunehmen. Sei gern spielerisch und neugierig. Ich wünsche dir viel Freude beim Ausprobieren!

»Loslassen«

»Loslassen« bedeutet normalerweise, dass du absichtlich Gedanken, Gefühle, Beziehungen oder Situationen, die dir nicht mehr helfen oder die nicht mehr gut für dich sind, hinter dir lässt. Es kann auch bedeuten, dass du die Kontrolle über etwas oder jemanden aufgibst, und das fühlt sich oft erleichternd an. Einigen Menschen fällt das absolut leicht. Sie haben keine Angst vor Verlusten und empfinden das Wort als echte Befreiung in ihrem Körper. Mir hat Loslassen früher große Angst gemacht. In meinem Körper war und ist manchmal immer noch leise spürbare Verlustangst gespeichert. Wenn mir Yoga- und Meditationslehrer:innen in der Praxis das Mantra »Lass los« mitgegeben haben, hat sich mein Körper zusammengezogen und wurde eng. Die Angst zeigte sich als Kälte, mein Atem wurde immer flacher. Ich habe deshalb für mich herausgefunden, dass es für meine Entwicklung leichter ist, Lebensumstände und Menschen zu akzeptieren. Für die Meditation bedeutete das dann eher ein Mantra wie: »Ich akzeptiere, was ist« oder: »Ich bin«. »Akzeptieren« bedeutet normalerweise, dass du eine Situation, eine Bedingung oder eine Person so annimmst, wie sie ist, ohne zu versuchen, sie zu ändern oder zu kontrollieren. Es kann bedeuten, dass du eine Herausforderung oder eine schwierige Situation anerkennst und versuchst, damit umzugehen, statt dagegen anzukämpfen.

»Aushalten«

Wenn wir etwas Neues lernen und uns entwickeln, denken wir manchmal: »Okay, Augen zu und durch, ich halte das einfach aus!« In der Achtsamkeitslehre gibt es einen Unterschied zwischen »aushalten« und »damit sein«. »Aushalten« bezieht sich auf die Idee, dass man unangenehme Empfindungen, Gedanken oder Gefühle ertragen muss, ohne sie zu verändern oder zu handeln, um sie loszuwerden. Man kann es als einen Kampf gegen die Erfahrung sehen, und es kann eine starke emotionale Belastung darstellen. Wenn man jedoch »damit sein« kann, erlaubt man sich, die Erfahrung ohne Widerstand zu erleben. Anstatt sie zu vermeiden, nimmt man sie an, wie sie ist. Man kann lernen, die Erfahrung mit einem offenen und mitfühlenden Geist zu betrachten, was oft zu einem Gefühl von Frieden und innerer Ruhe führt. Im Körper macht das ebenfalls meist einen Unterschied. Etwas auszuhalten kann zu starken Spannungen und sogar zu Schmerzen im Körper führen. Auch auf die Atmung kann sich das auswirken, in Form einer gepressten Ausatmung oder sogar des Atemanhaltens.

»Veränderungen zulassen«

Oft höre ich Menschen sagen: »Ich lasse Veränderung zu!« Dabei habe ich beobachtet, dass sich der Mensch zwar Veränderung wünscht, und gleichzeitig das Wort »zulassen« benutzt. Vielleicht achtest du einmal darauf, was in dir passiert, wenn du die Worte »Veränderungen zulassen« aussprichst. Verschließt sich dein Körper? Was macht deine Atmung? Ist sie offen oder weit? Für mich habe ich herausgefunden, dass es besser funktioniert, wenn ich sage: »Ich öffne mich für meine Veränderung, meinen neuen Entwicklungsschritt.« Damit drücke ich aus, dass ich bereit bin, mich zu verändern und für neue Erfahrungen zu öffnen, um Platz für neue Perspektiven und Möglichkeiten zu schaffen. Beim Wort »öffnen« öffnen sich auch mein Körper und meine Atemräume. Mein Atem ist viel weicher, fließender und offener.

Fragen zu deiner Inspiration

Die Beantwortung der folgenden Fragen ermöglicht es dir, deine gewohnten Sprachmuster zu überdenken und bewusster mit den Worten umzugehen, die du im Alltag verwendest. Indem du alternative Perspektiven erkundest und positive Assoziationen schaffst, kannst du deine Kommunikation und dein eigenes Wohlbefinden beeinflussen.

- Welche Bedeutung hat das Wort »loslassen« für dich? Fühlst du dich erleichtert oder ängstlich, wenn du daran denkst? Wie beeinflusst diese Bedeutung dein Körpergefühl und deine Atmung?
- Welche Alternative zum Begriff »loslassen« könntest du verwenden, um eine bewusste Verbindung zu schaffen? Wie würde sich diese alternative Formulierung auf dein Körpergefühl und deine Atmung auswirken?
- Wie erlebst du das Gefühl des »Aushaltens« im Vergleich zum »Damit-Sein«? Welche Auswirkungen haben diese beiden

Konzepte auf deine Emotionen, Spannungen im Körper und möglicherweise sogar Schmerzen?

- Wie reagiert dein Körper, wenn du das Wort »zulassen« verwendest? Verspürst du Widerstand oder Offenheit? Wie könnte eine alternative Formulierung wie: »Ich öffne mich für Veränderung« dein Körpergefühl und deine Atmung beeinflussen?
- Welche Worte oder Formulierungen könntest du gezielt in deinem Alltag verwenden, um ein achtsameres Körpergefühl und eine bewusstere Wahrnehmung zu fördern? Wie könnten diese Worte deine Perspektiven erweitern und dir neue Möglichkeiten eröffnen?
- Welche Bedeutung hat das Wort »Stress« für dich? Wie wirkt sich diese Bedeutung auf deine körperliche und emotionale Verfassung aus? Gibt es alternative Wörter oder Ausdrücke, die ein neutrales Gefühl vermitteln könnten?
- Wie benutzt du das Wort »Perfektion«? Fühlt es sich erreichbar oder belastend an? Wie beeinflusst dieses Wort deine Erwartungen an dich selbst und an andere? Gibt es alternative Wörter, die Selbstakzeptanz und Wachstum fördern könnten?
- Welche Assoziationen hast du mit dem Wort »Fehler«? Wie wirkt sich diese Sichtweise auf deine Motivation und dein Selbstvertrauen aus? Gibt es eine Möglichkeit, das Wort »Fehler« anders zu betrachten, etwa als Lernmöglichkeit oder als Teil des Wachstumsprozesses?
- Wie verwendest du das Wort »Erfolg«? Welche Kriterien legst du zugrunde, um etwas als erfolgreich zu bezeichnen? Hat diese Definition Einfluss auf dein Wohlbefinden und deine Zufriedenheit? Gibt es alternative Sichtweisen, die das Gefühl von Erfolg erweitern könnten?
- In welchem Kontext benutzt du das Wort »Zeit«? Empfindest du sie als begrenzt oder als eine Ressource, die du bewusst nutzen kannst? Wie könnte eine andere Betrachtung der Zeit deine Wahrnehmung und deinen Umgang damit verändern?

So kannst du dieses Buch nutzen

Den ersten Schritt zu einem bewussten Atem hast du schon gemacht: Du hast dich für dieses Buch entschieden, und ich danke dir von Herzen dafür. Wie du es am besten für dich nutzt, liegt ganz in deiner Hand. Das Buch ist so aufgebaut, dass du es von Anfang bis Ende durchlesen oder intuitiv darin blättern kannst. Du kannst einfach eine Seite aufschlagen – ich bin mir sicher, dort stehen genau die Informationen, die du in dem Moment gerade brauchst. Oder du liest ein Kapitel und schließt das Buch wieder. Die Zeilen werden wirken.

Hierzu noch einige weitere Inspirationen: Lass das Buch an einer Stelle zu Hause oder im Büro so liegen, dass du jederzeit den Buchtitel sehen und lesen kannst. Das ist eine tägliche Erinnerung für dich, deine Aufmerksamkeit auf deinen Atem zu lenken. Zusätzlich kannst du dir zur Erinnerung noch ein paar Post-its mit »Atme. Jetzt.« beschriften und zu Hause verteilen – beispielsweise am Badezimmerspiegel, in der Küche am Kühlschrank, an der Eingangstür. Eine weitere Möglichkeit ist es, den Buchtitel zu fotografieren und als Hintergrundbild für dein Mobiltelefon oder deinen Laptop zu nutzen. Du kannst das Buch auch neben dein Bett legen, ohne eine Seite zu lesen. Ich weiß, es wird sich in Bezug auf die Atmung etwas in deinem Leben verändern: Deine Aufmerksamkeit im Alltag wird mehr auf deiner bewussten Atmung liegen.

Das Buch ist mit meinem Wissen und meinen Erfahrungen gefüllt. Im Kapitel 2 erfährst du alles darüber, was Breathwork eigentlich ist, wo die Wurzeln liegen und wie du sie als wertvolles Tool für dich nutzen kannst. Anschließend unternehmen wir in Kapitel 3 eine Reise mit dem Atem durch den Körper: Wie atmen wir? Was geschieht dabei? Und was entsteht? Viele spannende Fragen, auf die du hier Antworten findest. In Kapitel 4 tauchen wir tiefer in die Welt des Atems ein, und ich erkläre dir mehr über verschiedene Atemmuster, was sie über uns aussagen und wie wir diese Informationen für uns nutzen können. Anschließend geht's dann in die Praxis: Ich habe dir einige meiner liebsten Atemübungen zusammengestellt, die dir im Alltag helfen können, dein Nervensystem zu regulieren und dich zu entspannen. Schließlich findest du in Kapitel 6 wertvolle Ressourcen und Tipps, wie du dein reichhaltiges Wissen in den Alltag integrieren kannst.

2

Dein Einstieg in die Welt des Atmens

Was ist Breathwork?

Atmen – das tun wir unser ganzes Leben lang, meist ohne groß darüber nachzudenken. Doch die Atmung ist mehr als ein automatischer Prozess im Körper. Sie ist ein wesentlicher Bestandteil deines Lebens und ein wichtiger Indikator für deine körperliche und geistige Gesundheit. Wenn du beispielsweise gestresst oder ängstlich bist, nimmst du in aller Regel flache oder schnelle Atemzüge. Möglicherweise hast du sogar das Gefühl, nicht genug Luft zu bekommen.

Eine bewusste Atmung kann dir helfen, die Anspannung loszulassen. Sobald du deine Atemfrequenz und -tiefe veränderst, nimmst du Einfluss auf deinen mentalen, emotionalen und physischen Zustand. Du schaffst eine direkte Verbindung zu deinen Bedürfnissen und deinem Unterbewusstsein. Dein Tool, das du hierzu nutzen kannst, heißt Breathwork. Was sich dahinter verbirgt, möchte ich auf den nächsten Seiten mit dir erkunden. Außerdem teile ich mein Wissen und meine Erfahrungen, wie dein Atem dir helfen kann, mit dir und anderen in Verbindung zu gehen und ein selbstbewusstes Leben zu führen. Bist du bereit? Los geht's!

Die Begrifflichkeiten

Du wirst viele unterschiedliche Beschreibungen und Definitionen von Breathwork finden. Meine Partnerin Conni Biesalski und ich haben gemeinsam das Intesoma® Breathwork Teacher Training gegründet und bilden Breathwork-Lehrer:innen und -Coaches aus. Wir haben im Rahmen unserer Ausbildung die Begriffe sortiert und definiert und verstehen Breathwork als Oberbegriff für unterschiedliche Atemtechniken und -methoden, die bewusst angewendet werden, um verschiedene körperliche, geistige und emotionale Zustände zu beeinflussen, zu regulieren und zu verbessern. Im Rahmen unserer Ausbildung haben wir Breathwork in zwei Kategorien gefasst, die sich hinsichtlich ihrer Techniken und Methoden unterscheiden:

- **Transformierendes Breathwork** umfasst Techniken wie Holotropic Breathwork, Rebirthing und Transformational® Breath. Diese Atemtechniken werden in der Regel über den geöffneten Mund praktiziert und zielen darauf ab, eine tiefe und intensive Atmung zu erzeugen, um den Körper in einen veränderten Bewusstseinszustand zu versetzen und Stresszyklen zu vollenden. Dies kann ein Gefühl der Entspannung und Loslösung bewirken und auch dabei helfen, traumatische Erlebnisse aufzuarbeiten.
- **Regulierendes Breathwork** hingegen umfasst Methoden wie Pranayama, Buteyko und Oxygen Advantage, die in der Regel über die Nase geatmet werden. Hierbei stehen das Regulieren der Atmung und die Steigerung der Sauerstoffaufnahme mehr im Vordergrund, um Körper und Geist zu entspannen und zu beruhigen. Diese Techniken können helfen, Stress und Angst abzubauen, sie können die Konzentration verbessern und das allgemeine Wohlbefinden steigern.

Die meisten Atemtechniken beinhalten die tiefe Bauchatmung, auch langsame Bauchatmung oder Zwerchfellatmung genannt, die den Vagusnerv stimuliert und Stressreaktionen sowie Entzündungen im Körper mindern kann. Welche Technik oder Methode für dich passend ist, hängt immer von deinem Ziel ab. Hier gibt es kein Besser oder Schlechter – vielmehr geht es darum, dass du es ausprobierst. Breathwork hilft dir, dich und deine Bedürfnisse besser kennenzulernen.

Von den Wurzeln der Atemarbeit ins Jetzt

Atemarbeit – wozu auch Breathwork zählt – wird schon seit sehr langer Zeit in therapeutischen Traditionen eingesetzt. Die Geschichte der Atemtherapie geht auf die antiken Kulturen Indiens, Chinas und Griechenlands zurück. Sie haben die Bedeutung der Atmung für die Gesundheit und das Wohlbefinden sehr früh erkannt. Auch als Symbol für den Geist oder die Seele ist der Atem in vielen alten Kulturen und Religionen zu finden.

So spielen Atemtechniken im Yoga und in der Meditation im Hinduismus und Buddhismus eine wichtige Rolle. Aus dem Yoga kennst du vielleicht den Begriff »Pranayama«. Geprägt hat ihn der indische Gelehrte Patanjali, Verfasser des Yogasutra, das noch heute als Standardwerk des philosophischen Yoga gilt. In seinem achtgliedrigen Pfad des Yoga bildet Pranayama den vierten Aspekt. Pranayama soll die Lebensenergie (Prana) im Körper ausdehnen oder erweitern (ayama). Dazu dienen verschiedene Atemtechniken, darunter die Bauchzwerchfellatmung, die Wechselatmung und andere. Der Begriff »Pranayama« wird oft synonym mit Breathwork verwendet. Tatsächlich sind die traditionellen yogischen Atemübungen aber eine spezifische Form des Breathwork.

Auch viele griechische Philosophen haben die Atmung als eine wichtige Funktion des Körpers betrachtet und ihre Wirkung auf die Gesundheit des Menschen untersucht. So war in der griechischen Kultur das Konzept von Pneuma sehr bedeutend. Die Philosophen und Mediziner glaubten, dass das Pneuma eine Art Lebenskraft ist, die den Körper belebt und den Geist antreibt. Sie sahen es als Äther, der die kosmischen Kräfte mit den Körpern der Lebewesen verbindet. Diese Vorstellung hatte großen Einfluss auf die Entwicklung der griechischen Medizin und Philosophie. Die Anhänger des Stoizismus, einer bedeutenden griechischen Denkschule der Antike, erkannten, dass die Atmung eng mit unseren Emotionen und unserem mentalen Zustand verbunden ist. Sie betonten die Wichtigkeit einer langsamen, tiefen Atmung als Mittel zur Entspannung und Beeinflussung der

Emotionen. Und auch der griechische Arzt Hippokrates, der als Vater der westlichen Medizin gilt, war davon überzeugt, dass eine regelmäßige Atmung dazu beitragen kann, den Körper gesund zu erhalten und Krankheiten vorzubeugen. Später betonte Galen, ein römischer Arzt griechischer Herkunft, die Bedeutung der Atmung. Er sah sie als einen wichtigen Teil des Kreislaufsystems. Insgesamt hatte die griechische Kultur großen Einfluss auf unsere Vorstellung von der Atmung und ihre Bedeutung für die Gesundheit und das Wohlbefinden des Menschen.

Westliche Atemtherapie

Die moderne Atemtherapie hat ihren Ursprung in der westlichen Welt und wurde in den 1950er-Jahren von dem deutschen Arzt und Psychotherapeuten Wilhelm Reich entwickelt. Reich glaubte, die Atmung sei ein Schlüssel zur körperlichen und emotionalen Gesundheit. Er entwickelte Techniken wie die Charakteranalyse und die Vegetotherapie, die die Atmung als Werkzeug nutzen, um emotionale Blockaden freizusetzen und das Wohlbefinden zu fördern.

In den 1960er-Jahren entwickelte der amerikanische Psychiater Dr. Stanislav Grof eine Atemtechnik namens Holotropes Atmen, die auf Reichs Arbeit aufbaute und die Atmung als Mittel zur Erweiterung des Bewusstseins und zur Heilung psychischer Traumata und emotionaler Blockaden nutzte. Diese Technik ist heute als Transpersonale Atemtherapie bekannt. Eine weitere wichtige Figur in der Entwicklung der Atemarbeit ist Leonard Orr, der in den 1970er-Jahren Rebirthing Breathwork entwickelt hat. Sowohl Grofs als auch Orrs Ansätze zur Atemarbeit wurden ungefähr zur gleichen Zeit, aber unabhängig voneinander entwickelt. Laut ihren Gründern basieren sie nicht direkt auf Pranayama-Techniken und sind durch persönliche sowie Gruppenexperimente entstanden.

Seitdem ist das Feld stark gewachsen. Zwei Frauen, die beide bei Grof und Orr studierten, entwickelten ihre eigenen Atemarbeitsstile, die sehr bekannt wurden: Judith Kravitz schuf Transformational Breath, und Jacquelyn Small gründete Integrative Breathwork.

Dieser kurze historische Abriss zeigt, dass der Atem in allen Weltkulturen und Religionen eine eigene Stellung hat. In der heutigen Zeit wird der Atem auch oft mit dem Konzept des Spirit verbunden, von Lateinisch *spiritus,* Geist, Atem, Hauch. Der Begriff »Spirit« wird häufig verwendet, um eine nicht-körperliche, spirituelle Dimension des Lebens zu beschreiben, die mit dem Atem und der Lebenskraft verbunden ist. Atem bedeutet die Bewegung des Lebens, da kein Lebewesen ohne Atmung existieren kann.

Meine Erfahrungen mit Breathwork

Ich habe im Laufe der letzten Jahrzehnte gelernt, dass Breathwork eine tolle Möglichkeit ist, Emotionen, alte Traumata und blockierte Energie im Körper zu verarbeiten. Es hilft mir, mich selbst zu regulieren und tiefer in meine Selbstfürsorge hineinzuwachsen. Die regelmäßige Atempraxis öffnet mein höheres Selbst für neue Einsichten und Erkenntnisse. Jede Atemübung fühlt sich für mich wie ein Stück Nachhausekommen an: Ich erlebe mehr mentale und emotionale Klarheit. Breathwork hat mir geholfen, Traurigkeit, Stress und Angst abzubauen, mehr Frieden und Klarheit zu finden, mich für mehr Kreativität und wundervolle Ideen zu öffnen und mehr Freude zu empfinden. Insgesamt hilft mir Atemarbeit, unverarbeitete Emotionen zu integrieren, mit meiner Weisheit und der meines Körpers in Verbindung zu gehen und mein Herz zu öffnen. Du bist jetzt hier, und wir begegnen uns in diesem Buch. In dieser Verbindung ermutige ich dich, einfach anzufangen und deine eigenen Erfahrungen zu machen.

Mögliche Erfahrungen beim Breathwork

Klient:innen, die bei mir Breathwork gelernt haben, berichten unter anderem von folgenden Erfahrungen:

- Sie kommen vom Kopf in den Körper und lassen so die Gedanken zur Ruhe kommen.
- Sie sind in der Lage, Stress und Ängsten mit Gelassenheit zu begegnen.
- Sie können besser mit Gefühlen und emotionalen Triggern umgehen.
- Schlaf und Gesundheit verbessern sich.
- Sie gelangen zu mehr Energie, Fitness und Fokus.
- Sie empfinden mehr Lebensfreude, Kreativität und Authentizität.
- Sie integrieren mehr Freiheit, Flexibilität, Verbundenheit und innere Ruhe in ihr Leben.
- Es gelingt ihnen, ihr Verhalten nachhaltig nach ihren Wünschen und Bedürfnissen zu verändern.

Das bedeutet nicht, dass es in unserem Leben ab sofort keine Tiefs mehr gibt. Ganz und gar nicht. Es bedeutet, dass wir auf lange Sicht keine krassen Hochs und Tiefs mehr haben – und wenn, dann haben wir selbst jederzeit die Möglichkeit, uns mithilfe des Atems zu regulieren und mit der jeweiligen Situation klarzukommen. Breathwork ist nicht die eine Sache, die wir schon lange auf unserer Reise zur Heilwerdung suchen. Es ist kein Versprechen, dass ab morgen alles super ist. Im Intesoma® Breathwork Teacher Training sagen wir immer, Breathwork sei ein großer Schlüssel an unserem Schlüsselbund. Alle anderen Schlüssel im Leben sind genauso wichtig. Es sind für mich immer die Vielzahl und Komplexität im Leben, die zur gesunden Ganzheit führen.

Mit dem Atem in Verbindung gehen

Atmen ist Leben. Ohne geht's nicht. Die Art und Weise, wie wir atmen, zeigt sich in unserem Körper. Dabei gibt es kein Besser oder Schlechter, sondern lediglich einen Ist-Zustand. Der Mensch atmet in der Regel 20 000-mal am Tag – kein Wunder, dass der Atem einen riesigen Einfluss auf den Körper hat. Atmen ist auch Energie, wie die Wissenschaft inzwischen belegt. Insofern beeinflusst unser Atem ganz wesentlich, ob wir wenig oder viel davon haben. Klar ist: Selten haben wir genug.

Die Zeit, in der wir leben, zeichnet sich dadurch aus, dass wir mehr und mehr die Bedeutung zwischenmenschlicher Verbindungen und Beziehungen erkennen. In einer Welt, die immer komplexer und diverser wird, gewinnt auch die Fähigkeit, in Verbindung zu gehen, an Bedeutung. Die Qualität der Verbindung hilft uns dabei, uns selbst besser zu verstehen und unsere Beziehungen zu anderen zu stärken. Der Atem kann uns dabei auf wunderbare Weise helfen. Er ist ein wichtiges Tool, um uns mit anderen zu verbinden. Egal welcher Kultur wir angehören, welche Sprache wir sprechen, in welchem Land wir leben: Wir alle atmen. Der Atem verbindet uns mit uns selbst, mit allen anderen Lebewesen und mit Mutter Erde. Ich mache mir wieder und wieder bewusst, wie unglaublich und magisch das ist.

Was der Verbindung oft im Weg steht

Moderne Technologien machen es uns heute leicht, in Kontakt zu bleiben und uns zu vernetzen. Sie führen aber auch dazu, dass sich viele Menschen isoliert und einsam fühlen. Oft sind wir so beschäftigt damit, mit unseren digitalen Geräten zu interagieren, dass wir vergessen, wie wichtig es ist, sich persönlich, physisch und auf einer tieferen Ebene mit anderen zu verbinden.

In meinem Unterricht – ob on- oder offline, in Workshops, in der Intesoma® Ausbildung oder in Retreats – erlebe ich immer wieder, wie viel Schmerz, Angst und Scham Menschen haben, sich zu zeigen und gesehen zu werden. Sie verstecken ihre Blicke, haben ein unscharfes Videobild, ihre Kamera ist ausgeschaltet, oder sie gehen in wichtigen Momenten, in denen sie etwas sagen könnten, schnell zur Toilette. Meist verändern die Personen in solchen Situationen auch ihren Atem, sie halten ihn beispielsweise an oder atmen schneller. Das geschieht ganz automatisch in stressigen Situationen und geht ziemlich sicher nicht nur dir und mir, sondern vielen anderen Menschen auch so.

Es gibt viele Gründe, warum manche Menschen Angst haben, in Kontakt zu treten. Beispielsweise könnte das mit schlechten Erfahrungen in der Vergangenheit zusammenhängen, etwa Mobbing oder Ablehnung. Solche Erfahrungen führen oft dazu, dass man unsicher und ängstlich ist, wenn es darum geht, sich anderen Menschen gegenüber zu öffnen und Beziehungen aufzubauen. Ein anderer Grund könnte sein, dass man unsicher hinsichtlich der eigenen Identität ist. Wenn man sich selbst nicht gut kennt, kann es schwierig sein, Beziehungen zu anderen Menschen aufzubauen, da man nicht genau weiß, wer man ist und was man wirklich will. Es kann helfen, sich mit sich, seinen Werten und seinen Zielen auseinanderzusetzen, um sich darüber klar zu werden, was einem im Leben wirklich wichtig ist. Ein weiterer möglicher Faktor ist die Angst, abgelehnt oder enttäuscht zu werden. Wenn man sich anderen Menschen gegenüber öffnet, macht man sich verletzlich. Diese Angst kann dazu führen, dass man lieber zurückhaltend bleibt und keine Beziehungen aufbaut, um sich zu schützen.

Wie wirkt es sich aus, wenn wir verbunden sind?

In Verbindung zu sein bedeutet, authentisch zu sein, sich und sein wahres Selbst zu zeigen. So gut wir es gerade in diesem Moment können. Wenn wir mit anderen in Verbindung gehen, können wir uns gegenseitig unterstützen, trösten und inspirieren. Wir bauen Brücken zwischen uns und entwickeln ein tieferes Verständnis füreinander. Wir akzeptieren unsere Unterschiede und feiern die Vielfalt. Wir können uns auf neue Perspektiven und Erfahrungen einlassen und uns gemeinsam weiterentwickeln.

Die Aussage: »Du bist die durchschnittliche Summe der fünf Menschen, mit denen du die meiste Zeit verbringst« stammt ursprünglich vom Motivationssprecher Jim Rohn. Er meinte damit, dass die Menschen, mit denen wir uns umgeben, einen großen Einfluss auf unsere Einstellungen, Überzeugungen und Handlungen haben können. Es gibt wissenschaftliche Untersuchungen, die diese Idee stützen. Eine Studie (2) von Nicholas Christakis und James Fowler aus dem Jahr 2007 hat gezeigt, dass Glück ansteckend sein kann. Wenn eine Person glücklich ist, steigt die Wahrscheinlichkeit, dass die Menschen in ihrer Umgebung ebenfalls glücklich sind, um etwa 15 Prozent. Ähnliche Ergebnisse wurden auch bei anderen Faktoren wie Rauchen, emotionalem Essen und Einsamkeit beobachtet.

Das verdeutlicht sehr gut, wie wichtig unsere sozialen Beziehungen für unser Leben sind: Wenn wir uns mit positiven, optimistischen und inspirierenden Menschen umgeben, ist es wahrscheinlicher, dass wir uns auch in diese Richtung entwickeln. Wenn wir jedoch von negativen, pessimistischen oder toxischen Menschen umgeben sind, kann das unser Wohlbefinden und unsere Entwicklung beeinträchtigen. Neulich sprachen wir im Teacher Training darüber. Eine Klientin, nennen wir sie hier Pauline, erzählte uns, dass eine Freundin von ihr ihr die Freundschaft gekündigt hat. Der Grund war, dass Pauline zu häufig eine negative Ausstrahlung auf die Person hatte und diese sich für ihr Leben Licht und Liebe wünschte. Aus meiner Sicht ist es so: Wenn die Freundschaft eine licht- und liebevolle Freundschaft gewesen wäre, dann hätten die beiden auch darüber reden können, wie sie mit der Situation und den unterschiedlichen Stimmungen umgehen lernen könnten. Situationen wie diese sind komplexer und könnten ein ganzes Buch füllen.

Breathwork eröffnet uns die Möglichkeit zu lernen, achtsam mit Situationen und Menschen umzugehen, statt »emotionales Bypassing« zu betreiben – ein Beispiel dafür, was ich damit meine, findest du am Ende dieses Kapitels. Wir können üben, mit uns selbst über den Atem in Verbindung zu bleiben, und damit auch lernen, es mit anderen zu tun. So haben wir mehr und mehr die Fähigkeit, nicht abrupt aus der Verbindung gehen zu müssen, was meist eine Traumafolge ist, sondern in und mit Verbindungen zu wachsen.

Co-Regulation und Spiegelung

Die Magie, die geschieht, wenn wir mit anderen in Verbindung gehen, hängt mit verschiedenen Mechanismen zusammen, die sich in uns abspielen und die relativ gut erforscht sind. Zum einen spielt unsere Fähigkeit zur Selbstregulation eine Rolle. Diese entsteht in unserer frühen Kindheit und entwickelt sich durch die Qualität der Bindung und des Kontakts zu unseren Bezugspersonen. Sie bestimmt unter anderem, wie gut wir Impulse regulieren können und wie wir auf Stress reagieren. Ist die Fähigkeit gut ausgeprägt, fühlen wir uns wohl in der eigenen Haut und haben eine bejahende Grundeinstellung zum Leben. Sind wir nicht fähig, uns gut zu regulieren, haben wir oft das Gefühl, dass das Leben uns steuert und wir immer nur reagieren. Wir leben dann in einem permanenten Gefühl der inneren Anspannung. Oft fällt uns das zunächst gar nicht auf. Mit der Zeit verspüren wir jedoch Unzufriedenheit und vielleicht somatische Symptome wie Müdigkeit, Spannungskopfschmerzen, Übelkeit und andere körperliche Empfindungen und Phänomene.

Helfen kann uns dann die sogenannte Co-Regulation. Das bedeutet, dass andere Menschen uns mit ihrem eigenen Nervensystem dabei helfen, uns neu zu justieren. Gehen wir mit ihnen in Verbindung, können wir uns gegenseitig unterstützen und unsere Fähigkeit zur Regulation verbessern. Wenn wir uns beispielsweise in einer Gruppe von Menschen befinden, die ruhig und entspannt sind, kann uns das helfen, unseren eigenen Stress zu reduzieren. Wir können auch lernen, unsere Atmung und Körperhaltung bewusst zu regulieren, um uns selbst zu beruhigen und in Verbindung mit anderen zu bleiben.

Wer Angst hat, mit anderen in Verbindung zu gehen, kann die Methode zunächst auch in einer therapeutischen Umgebung anwenden. Mit bestimmten Techniken – etwa der tiefen Atmung oder Körperwahrnehmungsübungen – kann ein:e Therapeut:in die betroffene Person unterstützen, sich zu beruhigen und zu entspannen, und gleichzeitig eine sichere Umgebung schaffen. Co-Regulation gibt uns also die Chance, unsere körperlichen und emotionalen Reaktionen auf Reize und Erfahrungen, die uns begegnen, zu beeinflussen.

Nachahmen und nachempfinden

Eine wichtige Rolle bei der Co-Regulierung spielt ein weiteres Phänomen: die Spiegelung. Vielleicht hast du schon mal davon gehört, dass wir Menschen uns unbewusst gegenseitig spiegeln. Diese Spiegelung kann auf verschiedenen Ebenen stattfinden. Körperlich können wir die gleiche Körperhaltung einnehmen oder die gleichen Bewegungen wie unser Gegenüber machen. Auf der emotionalen Ebene spüren wir oft die Gefühle und Stimmungen anderer und können uns auch in sie hineinversetzen. Und so ist es auch mit Atemmustern. Es ist meist der Fall, dass sich ähnliche Atemmuster anziehen und spiegeln. Bei meiner Frau und mir ist das auch so.

Verantwortlich für diesen Mechanismus sind spezielle Zellen in unserem Gehirn, die Spiegelneuronen. Diese helfen uns, die Handlungen und Empfindungen anderer zu verstehen, indem wir sie unbewusst nachahmen. Wenn wir beispielsweise eine Person sehen, die lächelt, löst das in uns oft automatisch eine ähnliche Reaktion aus. Spiegelneuronen spielen eine wichtige Rolle in der sozialen Interaktion und der Entwicklung von Empathie. Durch sie sind wir in der Lage, uns in andere hineinzuversetzen und uns mit ihnen zu verbinden. Du kannst diesen Mechanismus auch bewusst nutzen: Wenn sich etwa ein Mensch verletzt und du direkt dabei bist, kannst du entweder in die Aufgeregtheit gehen oder dich auf deinen Atem besinnen und ruhig atmen. Es ist wahrscheinlich, dass die verletzte Person dann auch langsamer und tiefer atmet und so die Möglichkeit hat, sich trotz Schmerz zu entspannen und sicher zu fühlen. Der Autor Gabor Maté hat darüber tolle Bücher geschrieben, die ich dir im Anhang dieses Buchs nenne.

Dieser Prozess der Synchronisation kann durch den Vagusnerv erleichtert werden. Er verläuft vom Hirnstamm im Kopf über Hals und Brust bis zum Bauchraum und spielt eine wichtige Rolle bei der Regulation des autonomen Nervensystems. Wenn dieser Nerv stimuliert wird – etwa mithilfe der tiefen Bauchzwerchfellatmung, auf die ich auf den nächsten Seiten noch eingehe –, kann dies den Körper in einen ruhigeren und entspannteren Zustand versetzen, was dann zu einer besseren Koordination zwischen den Menschen in der Umgebung führen kann.

Es ist wichtig zu beachten, dass diese Synchronisation nicht immer bewusst wahrgenommen wird und auch bei unterschiedlichen emotionalen Zuständen auftreten kann. Wenn du beispielsweise in einer Gruppe von Menschen bist, die alle sehr gestresst sind, kann sich dies auf deine eigene Atmung und Körperhaltung auswirken, auch wenn du es gar nicht realisierst. Deshalb ist es so wichtig, sich klarzumachen, dass unsere Beziehungen uns beeinflussen und wir wählen können, mit wem wir unsere Zeit verbringen. Das bedeutet natürlich nicht, dass wir allein durch unsere sozialen Beziehungen determiniert sind. Wir haben immer noch die Fähigkeit, unsere eigenen Entscheidungen zu treffen und unser Leben zu gestalten. Ich halte gar nichts davon, sich permanent vor anderen Menschen zu schützen und keinen fordernden Situationen mehr auszusetzen. Wir sind Lebewesen, die in Gemeinschaft leben und die Gemeinschaft brauchen. Es geht vielmehr darum, wie wir ein Miteinander kreieren – und das fängt bei uns selbst und unserer Atmung an.

So kommst du leichter mit anderen in Verbindung

Es gibt viele Möglichkeiten, um mit anderen in Verbindung zu kommen. Gleichzeitig ist es wirklich wichtig zu wissen, dass jeder Mensch auf verschiedene Arten unterschiedlich reagiert. Einige mögen es, wenn man sie umarmt, andere bevorzugen Gespräche oder gemeinsame Aktivitäten. Hier ein paar Ideen, um mit anderen in Verbindung zu treten:

- **Den Augenblick nutzen:** Die Augen gelten als Spiegel der Seele. Wenn wir jemandem direkt in die Augen sehen, können wir eine tiefe Verbindung aufbauen und das Vertrauen stärken. Um das zu üben, hilft es zu pendeln, also zwischen den Augen und einem Punkt zwischen den Augenbrauen zu wechseln.
- **Ein Ohr schenken:** Indem wir aktiv zuhören, signalisieren wir der anderen Person, dass wir uns für das Gesagte interessieren. Durch interessiertes Nachfragen können wir zusätzlich deutlich machen, dass wir verstehen wollen, was sie ausdrücken möchte. Hierbei ist es meiner Erfahrung nach sehr wichtig, nicht von sich und seinen Erfahrungen zu erzählen, sondern der anderen Person wirklich aktiv zuzuhören.
- **Achtsamkeit praktizieren:** Wenn wir uns auf den Moment konzentrieren und unsere Gedanken und Gefühle bewusst wahrnehmen, können wir uns besser auf die Erfahrung anderer einlassen und so tiefer in Verbindung und ins Mitgefühl gehen.

- **Es mit Berührung versuchen:** Umarmungen oder Händeschütteln können eine starke Verbindung herstellen und Vertrauen aufbauen. Aber Achtung: Nicht jede:r steht auf Berührungen! Deshalb ist es sehr wichtig, die Grenzen der anderen zu respektieren. Ich frage, wenn ich unsicher bin, vorher erst nach, ob eine Berührung jetzt passend für die andere Person ist.
- **Gemeinsam aktiv werden:** Ob Sport, singen, malen oder essen – auch bei gemeinsamen Unternehmungen kann man sich gut kennenlernen und Vertrauen aufbauen.
- **Atmen, atmen, atmen:** Ist dir schon einmal aufgefallen, wie du deinen Atem fließen lässt, wenn du auf andere Menschen triffst? Kannst du entspannt weiteratmen? Oder grenzt du dich ab, indem du den Atem anhältst? Ich finde das sehr spannend und wichtig, um mit sich selbst in Kontakt zu kommen. Aber auch mit anderen, denn durch gemeinsames Atmen können wir unseren Rhythmus synchronisieren und uns in einer tieferen Verbindung fühlen. Doch dazu mehr auf den nächsten Seiten.

»Atmen heißt,
zu fühlen, sich
mit dem Leben
zu verbinden und
deine wahre Natur
zu erfahren.«

Christine Schmid

Nutze den Atem für ein selbstbewusstes Leben

Selbstbewusst und authentisch leben – vielen kommen diese Worte schon zu den Ohren heraus. Und ich kann das nachvollziehen, weil sie in den Medien geradezu inflationär genutzt werden. Gleichzeitig erlebe ich jedoch in meiner Arbeit, dass es etlichen Menschen nach wie vor schwerfällt, authentisch zu kommunizieren und ihre Wahrheit – sprich ihre Bedürfnisse – einerseits selbst wahrzunehmen und andererseits auch noch auszusprechen. In unseren Breathwork-Teacher-Trainings schaffen wir einen Raum, in dem Menschen sich wahrhaftig zeigen können. Wir erleben in diesem Kosmos viel Heilung. Und gleichzeitig berührt es mich immer wieder stark, wie viel Schmerz wir alle in unserem Leben erfahren haben, wenn wir uns zeigen. Ich finde es nach wie vor unglaublich, wenn Menschen uns sagen, dass sie noch nie in ihrem Leben einen Raum mit Menschen erlebt haben, in dem sie einfach sein können. Ich erlebe, wie sehr Atmen dabei helfen kann, das zu ändern, und wir Räume schaffen, in denen wir üben können, einfach zu sein.

Selbstbewusst leben – was bedeutet das eigentlich?

Die eigene Wahrheit – das ist ein großer Begriff. Sie für sich selbst zu finden und zu leben erscheint da wie eine Mammutaufgabe. Gehen wir jedoch Schritt für Schritt vor, wird es machbarer. Beginnen wir zunächst mit einem alltäglicheren Wort, nämlich dem Bewusstsein. Damit beschreiben wir die Fähigkeit, uns selbst und unsere Umgebung wahrzunehmen und zu verstehen. Es geht darum, im gegenwärtigen Moment zu sein und alle Sinne zu nutzen, um die Welt um uns herum zu erleben. Ein bewusstes Leben ist dadurch gekennzeichnet, dass wir uns über unsere Gedanken und Handlungen im Klaren sind und uns aktiv dafür entscheiden, wie wir leben möchten. Das wiederum gibt uns die Freiheit und das Selbstvertrauen, um unser volles Potenzial zu entfalten und unsere Ziele zu erreichen. Dabei ist wichtig, sich zu erinnern, dass der Weg das Ziel ist.

Ein bewusstes Leben erfordert Selbstbewusstsein und Authentizität: Es ist ein Leben im Einklang mit den eigenen Werten, Überzeugungen und Bedürfnissen, in dem wir uns selbst treu bleiben, anstatt uns an den Erwartungen anderer zu orientieren oder uns zu verstellen, um anderen zu gefallen. Ein selbstbewusster und authentischer Mensch tritt in der Regel offen und ehrlich auf, drückt seine Meinungen und Gefühle aus und nimmt sich selbst ernst. Die Person hat ein gutes Verständnis von sich selbst, sowohl Stärken als auch Schwächen, und setzt sich für die eigenen Bedürfnisse ein.

Es kann jedoch schwierig sein, selbstbewusst und authentisch zu sein, insbesondere wenn es gesellschaftlichen oder sozialen Druck gibt, sich anzupassen oder zu verstellen. Wir leben hier im Westen in einer vermeintlich freien, heteronormativen Gesellschaft, die Diversität und Gestaltungsfreiheit schätzt. Gleichzeitig erlebe ich bei vielen Menschen nach wie vor Angst, sich zu zeigen und ihr volles Potenzial und ihre Wahrheit zu leben. Es erfordert Mut und Selbstreflexion, die eigenen Ängste und Unsicherheiten anzuerkennen, um sich damit wohlzufühlen, weiterzuentwickeln und so seinen eigenen Weg und die eigene Wahrheit zu finden und zu leben.

Das bewusste Denken und das Unterbewusstsein

Warum ist es nun so schwierig, selbstbewusst und authentisch zu leben? Oft steht uns dabei unser Unterbewusstsein im Weg. Denn unser Körper und unser Bewusstsein werden vom Unterbewusstsein geprägt, was ziemlich beeindruckend ist, wenn man darüber nachdenkt. Stell dir vor, wir müssten über jede einzelne Aktion, die wir ausführen, bewusst nachdenken! Das wäre anstrengend. Doch glücklicherweise speichert unser Unterbewusstsein Gewohnheiten und Verhaltensmuster, die wir immer wieder wiederholen. Dinge wie duschen, sich anziehen, einen Tee kochen oder Auto fahren – sie alle sind in unserem Unterbewusstsein gespeichert. Wir können auf diese Gewohnheiten automatisch zugreifen. Diese Aktionen werden Teil unseres Verhaltens und somit Teil unseres Selbst.

Unser Verhalten im Alltag wird also zum größten Teil von unserem Unterbewusstsein gesteuert. Von dort aus triffst du jeden Tag Entscheidungen. Das bedeutet aber auch: Wenn du in bestimmten Wiederholungsschleifen feststeckst, dir eigentlich ein authentischeres Leben wünschst – dann wird das vermutlich nur funktionieren, wenn du deine Prägungen, deine Struktur und deine Muster im Unterbewusstsein änderst. Im Grunde ist es nur logisch, dass sich Hindernisse im Leben nicht mit dem gleichen Handeln ändern lassen, aus dem sie entstanden sind. Du kannst den Veränderungsprozess nicht ausschließlich über deinen Kopf und deine Gedanken – dein Mindset – angehen, es ist auch wichtig, deinen Körper zu involvieren. Unser Körper weiß meist mehr, als wir selbst bemerken.

Das Eisbergmodell

Um das Ganze zu veranschaulichen, möchte ich dir das Eisbergmodell vorstellen. Es ist eine metaphorische Darstellung des menschlichen Bewusstseins und Unterbewusstseins und wurde vom bekannten Psychologen Sigmund Freud entwickelt. Freud selbst hat dabei den Begriff des Unbewussten verwendet. Laut diesem Modell ist das bewusste Denken nur die Spitze des Eisbergs, während der größte Teil des Eisbergs, das Unterbewusstsein, unter der Oberfläche verborgen ist (siehe Skizze unten).

Das bewusste Denken umfasst alle Informationen, Gedanken, Erinnerungen und Wünsche, die du jederzeit wahrnehmen kannst. Das sind Dinge, die du über dich selbst und deine Umgebung weißt. Im Grunde genommen ist es der Teil des Geistes, auf den du zugreifen und über den du nachdenken oder auch sprechen kannst.

Das Unterbewusstsein hingegen befindet sich direkt unter der Oberfläche des bewussten Denkens. Es speichert alles, was in bestimmten Situationen potenziell ins bewusste Denken gebracht werden kann. Das Unterbewusstsein enthält Erinnerungen, Erfahrungen, Gedanken, Gefühle und Gewohnheiten, aber auch die primitiven Instinkte, Motivationen und Wünsche. Frühe Kindheitserinnerungen, Erfahrungen, Gefühle und Emotionen sind ebenfalls im Unterbewusstsein gespeichert. Manchmal können diese Erfahrungen unangenehm, schmerzhaft, peinlich oder traumatisch sein. Das Unterbewusstsein hat für solche Fälle eine Art Schutzmechanismus, um sie in einem separaten Ordner zu speichern.

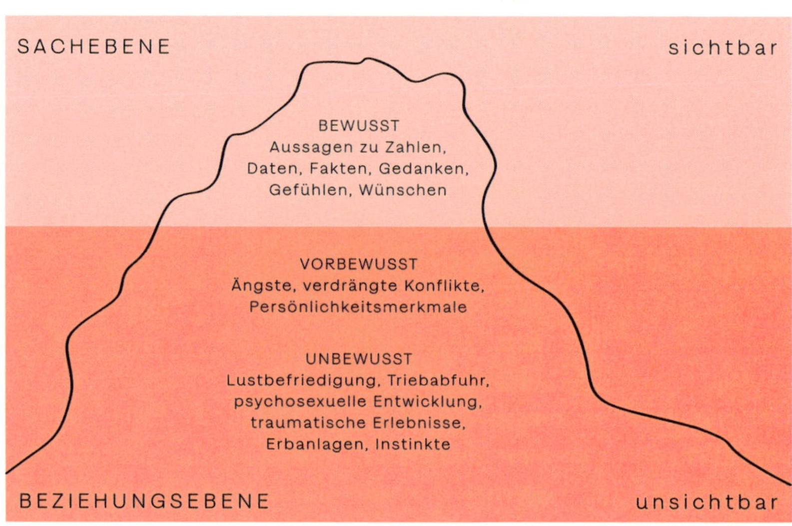

Beim Intesoma® Breathwork Training vergleichen wir das Unterbewusstsein oft mit einem Haus am Meer mit unzähligen Zimmern und mehreren Stockwerken. Du merkst vielleicht nicht einmal, dass du in diesem Haus lebst, sondern denkst, du wohntest in einer kleinen Wohnung in einem belebten Teil von Berlin (Bewusstsein). Manchmal nimmst du andere Türen in deiner Wohnung wahr, aber du möchtest sie lieber nicht sehen oder öffnen (Unterbewusstsein). Du bleibst in den wenigen Zimmern, die du kennst. Wenn du jedoch eine Krise erlebst, etwa eine plötzliche Trennung, entscheidest du dich vielleicht, eine dieser Türen doch einmal zu öffnen. Leider öffnen viele von uns diese Türen nicht, bevor es schrecklich wehtut. Du betrittst also diesen neuen Raum, aber es gibt kein Licht. Du benutzt Kerzen, um etwas besser zu sehen, und du bemerkst Schatten im Raum. Du setzt dich hin und mit der Zeit bringst du Leben in diesen Raum. Du kannst pendeln und gehst vielleicht sogar nach draußen, in die Natur, legst dich ins Gras und schaust in den Himmel. Ich sage immer, dass wir unsere Entwicklung nicht beschleunigen können. Wir können nicht am Gras ziehen und es schneller wachsen lassen. Alles kommt zur richtigen Zeit. Bis dahin liegen wir im Gras auf der Wiese und sehen allem beim Wachsen zu. Wenn du dann wieder bereit bist, kannst du jederzeit in diesen Raum deines Hauses zurückkehren und ihn weiter erforschen.

Und wie hängt das nun alles mit der Atmung zusammen? Sie wird von deinem bewussten und unbewussten Geist gesteuert und spielt somit in dieser Komplexität eine lebenswichtige Rolle. Das Tolle ist: Du kannst den Atemrhythmus in der Bandbreite regulieren und damit selbst bestimmen, wie tief du dich mit deinem Körper verbunden fühlst. Wenn wir uns sicher im Körper fühlen, haben wir die Möglichkeit, dem Körperinnern in Ruhe zuzuhören und zu spüren, was ist. Dabei ist mir wichtig zu sagen, dass wir pendeln können. Auch hier gibt es kein Schwarz-Weiß, kein Fühlen oder Nichtfühlen. In deiner Zeit kannst du lernen, hin und her zu pendeln und deine Kapazität weiter auszudehnen.

Mit der Atmung ins Unterbewusstsein eintauchen

Den Weg in dein Unterbewusstsein und deinen Körper findest du also über deinen Atem: Sobald du vom Kopf in den Körper kommst, wirst du empfinden können, frei von Stress und Mangel. Du kannst dort beginnen, alte Glaubenssätze, Blockaden und Emotionen zu erforschen und zu lösen. Eine regelmäßige Atempraxis hilft dir, dein Leben so zu verändern, dass es deinen Bedürfnissen entspricht. Bevor wir in den nächsten Kapiteln tiefer in dieses Thema einsteigen, möchte ich dir schon hier die bewusste Atmung ans Herz legen. Du kannst sie überall und jederzeit praktizieren. Auch jetzt gerade, während du dies liest.

Atem, Geist und Körper Kreis

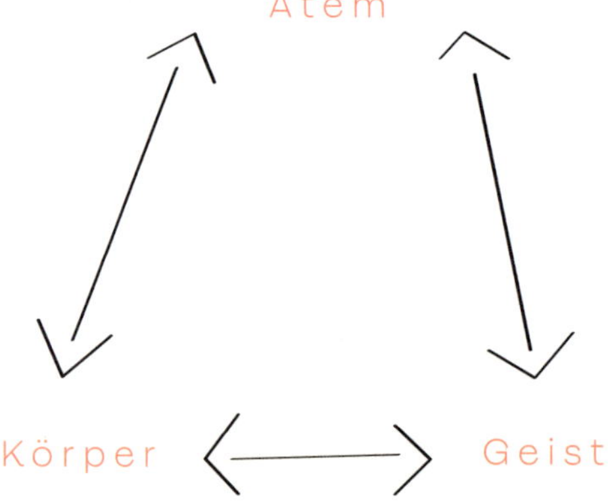

Bei der bewussten Atmung geht es darum, den Atem nicht nur als eine körperliche Funktion zu betrachten, sondern ihn bewusst wahrzunehmen, zu lenken und zu regulieren. Du konzentrierst dich voll und ganz auf den Atem, um eine Verbindung zwischen Körper und Geist herzustellen. Durch das bewusste Atmen kannst du die körperliche und geistige Entspannung fördern, dein Energieniveau steigern und deine Konzentration verbessern. Bewusstes Atmen kann auch dazu beitragen, Stress, Sorgen und Ängste abzubauen, indem es dich in den gegenwärtigen Moment bringt. Und last but not least kann es sogar dazu beitragen, die physische Gesundheit zu verbessern, indem es die Lungenkapazität und den Sauerstoffgehalt im Blut erhöht. Die Praxis des bewussten Atmens lässt sich relativ leicht in den Alltag integrieren. Du kannst beispielsweise jeden Morgen nach dem Aufwachen oder abends vor dem Schlafengehen ein paar Minuten bewusst atmen. Oder du nimmst dir während des Tages einige Minuten Zeit, um dich auf deinen Atem zu konzentrieren und tief durchzuatmen.

Bewusster leben – besser leben

Ein bewusstes Leben kann dein Leben auf viele Arten verändern. Hier einige Vorteile, die du erfahren kannst, wenn du bewusster lebst:

- **Selbstakzeptanz:** Du bist dir deiner Gedanken und Handlungen bewusst und kannst dich selbst besser akzeptieren und dich lieben, wie du bist.
- **Selbstbewusstsein:** Ein bewusstes Leben schenkt dir die Freiheit und das Selbstvertrauen, dein volles Potenzial zu entfalten.
- **Gelassenheit:** Dich täglich immer wieder auf das Wesentliche auszurichten, hilft dir, dich von unnötigem Stress und Druck zu befreien. Du kannst so mehr Gelassenheit und Ruhe in deinem Leben erfahren.
- **Gute Beziehungen:** Indem du dir bewusst bist, wie du dich selbst dir und anderen gegenüber verhältst, kannst du leichter in Kontakt und in Verbindung gehen.

Ich denke, da wir in den letzten Jahrzehnten unsere Gefühle so sehr unterdrückt haben und so wenig anwesend in unserem Körper waren, konnten wir mit unseren eigenen Ressourcen, aber auch mit denen der Erde so unachtsam sein. Und nun? Wie gehen wir jetzt damit um?

Das Chaos und der Schmerz in der Welt legen den Schluss nahe, dass es doch viel besser wäre, nicht hinzusehen und weiter unbewusst zu sein. Ich bin zudem sicher, dass die Welt so flexibel und anpassungsfähig ist, dass sie auf alle Fälle in diesem weiten Universum fortbestehen wird. Die Frage ist aber: Wie wollen wir hier unsere Zeit verbringen? Wenn wir schon mal hier sind, dann können wir uns dessen ja auch bewusst sein und die Schönheit des Lebens mitgestalten. Wir sitzen alle im riesig großen Boot namens Erde. Es ist völlig klar, dass wir das Zusammenleben weltweit gestalten »müssen«.

Gleichzeitig – um den Zoom nicht zu weit aufzuziehen – kehre ich immer wieder zu dem zurück, was ich mit dir zusammen gestalten kann. Ich halte kurz inne und atme. Wenn ich mich weiter öffnen würde, hätte ich im Moment meines Lebens noch nicht ausreichend Kapazität, um all den weltweiten Schmerz und die Ungerechtigkeit zu fühlen – ich würde eher in die Erstarrung verfallen. Meine Entscheidung: Das möchte ich nicht! Vielmehr möchte ich mit der Kapazität, die ich habe, mitgestalten.

Es kann leicht passieren, dass wir uns von den enormen Problemen der modernen Welt überwältigt fühlen. Klimawandel, soziale Ungleichheit und politische Unruhen sind nur einige der Herausforderungen, die uns vielleicht hilflos erscheinen lassen. Aber die Wahrheit ist: Jede:r von uns hat die Macht, etwas bedeutsam zu verändern. Vielleicht kennst du das Zitat des Dalai Lama: »Falls du glaubst, du seist zu klein, um etwas zu bewirken, dann versuche mal zu schlafen, wenn eine Mücke im Raum ist.« Wenn ich mich zu klein und zu unbedeutend fühle, erinnert es mich immer wieder daran, dass ich sehr wohl einen Einfluss auf eine friedliche Welt haben kann. Ob es sich um Recycling, Freiwilligenarbeit oder einfach nur Freundlichkeit gegenüber anderen handelt: Jede Handlung, die wir unternehmen, hat das Potenzial, eine Kettenreaktion auszulösen, die sich weit über unseren unmittelbaren Kreis ausbreiten kann.

Was deine Haltung mit dem Atem zu tun hat

Deine innere Haltung entspricht der äußeren – das gilt auch in der Atempraxis. Die Haltung deines Körpers – wie du beispielsweise stehst oder sitzt – hat einen enormen Einfluss auf dein Innerstes. Und deine innere Haltung – die Einstellung, mit der du auf Menschen, Ereignisse und Situationen reagierst, und wie du sie bewertest – wirkt sich auf deinen Körper aus. Atem ist die Verbindung zwischen beidem. Wenn ich häufig in meinem Leben erfahren habe, dass mich zu zeigen die Konsequenz hat, von der Gemeinschaft, in der ich lebe, ausgeschlossen zu werden, werde ich lernen, mich nicht mehr vollständig zu zeigen. Wenn ich etwa als Kind innerhalb meiner Gemeinschaft meine Wut gezeigt habe und das zur Konsequenz hatte, dass ich allein auf mein Zimmer musste, um mich erst einmal wieder zu beruhigen, kann sich das über einen längeren Zeitraum auf meinen Körper auswirken. Man kann das beispielsweise an der Wirbelsäule, den Schulterblättern hinten oder den runden Schultern sehen. Umgangssprachlich sagen wir ja, ich reiße mich zusammen, bin lieber nicht mehr so wütend, damit ich nicht aus der Gemeinschaft ausgeschlossen werde. Wohin allerdings geht die Wutenergie, wenn sie nicht raus kann? Sie wird im Körper gehalten und kann sich dann eben in Form von Körperhaltungen zeigen.

Die äußere Haltung beeinflusst das Innerste

Wir Menschen sitzen leider viel zu viel, auch unsere Kleidung ist für eine freie Atmung häufig ungeeignet. Obwohl die Jogginghose nach dem Tod von Karl Lagerfeld und in Zeiten von Corona nicht mehr nur auf dem Sofa getragen wird, zwängen wir uns noch immer oft in zu enge Klamotten. Wenn ich bei meinen Klient:innen eine Atemanalyse mache, schnürt häufig irgendwas ein: der Schal, der BH, die Krawatte oder die Kette am Hals, die Jeans oder der Gürtel am Bauch. Kein Wunder, dass der Atem nicht fließen kann!

Neben der Kleidung ist auch deine Körperhaltung im Laufe des Tages von großer Bedeutung. Es gibt einiges, das du beim Sitzen beachten kannst, um eine gesunde Körperhaltung zu bewahren und dich selbst beim Atmen zu unterstützen. So solltest du die Beine nicht übereinanderschlagen und die Füße flach auf dem Boden halten, um eine gute Verbindung zur Erde zu haben. Außerdem ist es wichtig, die Schultern zu entspannen und die Wirbelsäule gerade und aufrecht zu halten. Das Kinn sollte leicht zum Brustkorb geneigt sein, aber nicht zu sehr, um einen Rundrücken zu vermeiden – das passiert oft durch zu langes Starren auf das Smartphone. Wenn du viel im Sitzen arbeiten musst, dann wechsle bestenfalls alle 30 Minuten deine Position. Ein Tisch, an dem du im Sitzen und Stehen arbeiten kannst, ist ideal. Ich habe mir erst vor einem Jahr einen gekauft und möchte ihn nicht mehr missen – wenngleich ich aus Gewohnheit immer wieder vergesse, dass ich ihn verstellen kann. Die sogenannte Pomodoro-App hilft mir, mich ans Aufstehen zu erinnern. Dabei handelt es sich um eine Zeitmanagement-Technik, bei der die Arbeit in kurze Zeitabschnitte (in der Regel 25 Minuten) unterteilt wird, die als Pomodoros bezeichnet werden. Nach jedem Pomodoro folgt eine kurze Pause (üblicherweise 5 Minuten), um aufzustehen, den Geist zu erfrischen und Energie zu tanken. Nach einer bestimmten Anzahl von Pomodoros wird eine längere Pause eingelegt, um die Produktivität weiter zu steigern. Arlow, mein Personal Trainer, sagt immer: »Schaffe dir einen nicht allzu bequemen Arbeitsstuhl an, der dich zwingt, zwischendurch immer wieder aufzustehen.« Ich strecke mich dann in alle Richtungen, mache manchmal im Stehen eine fünfminütige Atemübung oder eine Dehnübung für das Zwerchfell (siehe S. 73).

Auch hier lautet das Zauberwort: Veränderung!

Es ist wichtig, mehrmals täglich unsere Haltung zu überprüfen. Denn wenn wir so viel sitzen oder am Smartphone sind, staucht sich unsere Körperhaltung. Die Atemmuskulatur wird zusammengedrückt, und der Atem kann nicht mehr frei ein- und ausströmen. Somit wird der Atem auch flacher, oder du hältst ihn vielleicht auch teilweise an. Indem wir unsere Haltung im Laufe des Tages anpassen, können wir einen optimalen Zustand finden.

Dabei spielt auch die Biomechanik eine wichtige Rolle. Die Biomechanik ist ein interdisziplinäres Gebiet, das die Anwendung mechanischer Prinzipien und Methoden auf biologische Systeme wie den menschlichen Körper umfasst. Sie beschäftigt sich mit den Kräften und Bewegungen, die auf biologische Strukturen wie Knochen, Muskeln, Gelenke, Sehnen und Bänder wirken. Die Anwendung von Biomechanik in der Medizin kann beispielsweise bei der Diagnose und Behandlung von Verletzungen und Erkrankungen des Bewegungsapparats hilfreich sein. In der Sportmedizin kann Biomechanik eingesetzt werden, um die Leistung von Athleten zu verbessern und Verletzungen zu vermeiden. Sie ist auch von großer Bedeutung für Ingenieure und Designer, die Prothesen und Implantate entwickeln.

Die Biomechanik des Körpers basiert auf dem Zustand unseres Nervensystems – und gleichzeitig verändert sie diesen. Überleg mal, wie dein Körper reagiert, wenn du wütend bist. Vermutlich wird er eher steif, er zieht sich zusammen, die Muskeln spannen sich an, vielleicht rollen sich die Schultern etwas nach vorn, um deinen Brustkorb – und damit dein Herz – vor verbalen Angriffen zu schützen. Auch dein Atem wird schneller. Bist du hingegen entspannt, dehnst du dich im Körper aus, der Muskeltonus ist relaxed, deine Schultern und dein Bauch sind locker.

Das Zwerchfell: Wichtigster Atemmuskel

In einer kürzlich durchgeführten Studie (3) aus dem Jahr 2021 fanden Forscher:innen heraus, dass Menschen mit schweren Depressionen eine erhöhte Steifheit und eine geringere Elastizität des myofaszialen Gewebes aufweisen. Sie fragten sich, ob dieser Zustand der Kontraktion zum Fortbestehen der Depression beitragen könnte – eine Hypothese, die seit den ersten somatischen Psychotherapeut:innen bekannt ist. Die Studie unterstreicht, wie wichtig es ist, den Körper wieder in eine fließende und sich ausdehnende Erfahrung zu bringen, statt Traumata nur im Kopf zu behandeln. Gleichzeitig zeigt sie, wie wichtig Bewegung für den Körper ist, vor allem auch für das Zwerchfell.

Das Zwerchfell ist als Hauptatemmuskel für die Atmung des Körpers verantwortlich. Es befindet sich direkt unterhalb der Lunge und oberhalb des Bauchraums, wobei es die Trennwand zwischen den beiden Körperbereichen bildet. Es erstreckt sich vom Brustkorb bis zum unteren Rand des Rippenbogens und ist mit der Wirbelsäule und den Rippen verbunden. Die wichtigste Aufgabe des Zwerchfells besteht darin, die Lunge zu vergrößern und zu verkleinern, indem es sich bei der Einatmung zusammenzieht und bei der Ausatmung entspannt. Dadurch entsteht ein Unterdruck innerhalb der Lunge, der es ermöglicht, Sauerstoff in den Körper aufzunehmen und Kohlendioxid abzugeben. Das Zwerchfell spielt auch eine wichtige Rolle bei anderen Körperbewegungen, etwa im Rücken und im Darm bei der Verdauung. Es ist zudem an der Regulierung des intraabdominalen Drucks beteiligt, der für eine Vielzahl von körperlichen Aktivitäten wie das Heben von schweren Gegenständen von Bedeutung ist. Aus osteopathischer Sicht haben wir mehrere Zwerchfelle im Körper: Manche sprechen von fünf, andere von sieben. Diese Zwerchfelle schwingen bestenfalls miteinander. Das bedeutet allerdings auch, dass sich diese Schwingung bei Stress verändern und so eine Wechselwirkung mit dem Zwerchfell und damit mit unserer Atmung die Folge sein kann.

Wenn wir physischen oder emotionalen Schmerz oder Stress erfahren, zieht sich das Zwerchfell zusammen und spannt sich an. Wenn das Zwerchfell fest wird und nicht richtig arbeitet, versucht der Körper zu kompensieren: Zunächst übernimmt die Brust- und Halsmuskulatur den Job, um Platz für die Lunge zu schaffen. Diese Muskeln sind aber irgendwann überlastet; dann schieben sich die Schultern und der Kopf nach vorn, der Nacken und die Brustwirbelsäule verspannen sich.

Die Kontraktion des Zwerchfells ist ein wichtiger Bestandteil unserer angeborenen Reaktion auf Bedrohung und Stress. Verspannt sich das Zwerchfell, kann sich das auch auf andere Muskeln unseres Atmungssystems übertragen. Das Zwerchfell ist aber beispielsweise auch eng mit dem Psoas-Muskel verbunden, der auch als Stressmuskel bekannt ist. Der Psoas gehört zu einer Muskelgruppe im unteren Rücken, im hinteren Beckenbereich und in der Hüfte. Es ist bekannt, dass traumatische Erfahrungen, die im Beckenbereich gespeichert sind, die Reaktion des Zwerchfells noch verstärken können, es entsteht also eine Wechselwirkung.

Deine Körperhaltung für die tägliche Atempraxis

- Am besten sitzt du mit weicher, gerader Wirbelsäule, um Platz für das Zwerchfell zu schaffen. Ich sehe häufig, dass Menschen ihre Wirbelsäule unnatürlich gerade aufrichten. Daher achte auf deine Muskeln und reiße nicht daran. Falls das für dich zu unbequem ist, lege dich nicht hin, sondern lehne dich an. Du kannst auch Kissen als Unterstützung nehmen, bis sich deine Muskulatur aufgebaut hat.
- Bringe deine Schultern nach oben zu den Ohren, nach hinten und unten und lass die Schulterblätter wieder etwas los. So öffnet sich der Brustkorb weit, und die Muskeln sind entspannt. Auch hier achte bitte darauf, dass du deine Muskeln nicht überdehnst.
- Ziehe Kinn und Kopf etwas zurück, dein Kinn ist eher zum Brustkorb geneigt, sodass der Nacken entspannen kann.
- Die Zunge ruht zu drei Vierteln entspannt am Gaumen.

Da wir unsere äußere Haltung beeinflussen können, gilt dies auch für unsere innere Haltung. Ein Beispiel dafür ist, dass Vorwärtslehnen unser Nervensystem anders beeinflusst als Zurücklehnen. Unsere Gedanken und Emotionen üben Einfluss auf unser Nervensystem aus, das wiederum unsere Körperhaltung beeinflusst. Mehr über das Nervensystem und diese Zusammenhänge erfährst du in Kapitel 3.

Die innere Haltung wirkt auf den Körper

Ein gutes Beispiel für die Wechselwirkung zwischen äußerer und innerer Haltung sind Glaubenssätze. Unter Glaubenssätzen versteht man Überzeugungen, die wir über uns selbst, andere Menschen und die Welt um uns herum haben. Sie entstehen aus unseren Erlebnissen und Erfahrungen. Tief verwurzelt haben sich beispielsweise Glaubenssätze aus der Kindheit: Aussagen, die wir damals etwa von unseren Eltern, Lehrkräften oder Freund:innen regelmäßig gehört haben. Glaubenssätze können positiv oder negativ sein – und sie können sich auf alle Bereiche unseres Lebens auswirken. Bei negativen Glaubenssätzen ist das beispielsweise der Fall, wenn sie Stress und Spannungen verursachen. Auf diesem Weg haben sie direkten Einfluss auf unsere äußere Haltung und die körperliche Gesundheit.

So kann ein Glaubenssatz wie: »Ich bin nicht gut genug«, »Ich bin hässlich« oder »Ich bin hilflos« zu einem Mangel an Selbstvertrauen und Selbstwertgefühl führen, der sich wiederum in einer schlechten Körperhaltung, wie einem gebeugten Rücken und hängenden Schultern, manifestiert. Auf der anderen Seite können positive Glaubenssätze wie: »Ich bin stark und selbstbewusst«, »Ich bin einzigartig« oder »Ich bin geliebt« zu einer aufrechten und offenen Körperhaltung führen.

Glaubenssätze und Körperhaltung

Auswirkungen von Glaubenssätzen auf die Körperhaltung und die Gesundheit sind komplex und von vielen Faktoren abhängen. Es gibt keine einfache Lösung für negative Glaubenssätze, das Bewusstsein für sie kann dazu beitragen, unsere körperliche und geistige Gesundheit zu verbessern. Mit unserer Atmung haben wir ein effektives Tool, um auf diese Wechselwirkung Einfluss zu nehmen.

So ist es bei Glaubenssätzen meiner Erfahrung nach wichtig, die Sätze nicht einfach im Kopf mit neuen Sätzen zu ergänzen und herunterzubeten. Es geht vielmehr darum, sie erst einmal zu erkennen: Durch welche Brille siehst du die Welt? Was ist deine Wahrheit? Über die Jahre habe ich gelernt, dass ich nicht meine Glaubenssätze bin. Ich spreche in der Zwischenzeit von Anteilen in mir. Ein Anteil, der sich dumm fühlt, ein Anteil, der mich wunderschön und einzigartig findet. Ich spreche, fühle mit den Anteilen. Auch die Glaubenssätze sind Anteile.

Ich habe vorhin schon einmal den Begriff »emotionales Bypassing« verwendet. Er beschreibt den Versuch, unangenehme oder schmerzhafte Emotionen zu vermeiden, indem man sie unterdrückt oder umgeht. Das kann auf verschiedene Arten geschehen, etwa durch Ablenkung mit Arbeit, Essen oder sozialen Medien, durch Drogenmissbrauch oder auch durch Überidentifikation mit positiven Emotionen. Das Problem beim emotionalen Bypassing ist, dass es dazu führen kann, dass wir uns von unseren eigenen Gefühlen und Bedürfnissen entfremden, was sich langfristig suboptimal auf unser Wohlbefinden auswirken kann. Durch das Vermeiden oder Unterdrücken unangenehmer Emotionen können wir uns auch daran hindern, wichtige Erfahrungen zu machen und uns persönlich weiterzuentwickeln.

Das macht ziemlich deutlich, warum es wichtig ist, den Umgang mit unangenehmen Emotionen zu lernen, statt emotionales Bypassig zu betreiben. Auch hier kann Atmen dir eine immense Stütze sein, denn es hilft dir, mit allen deinen Gefühlen zu sein. Auch darüber erfährst du eine Menge mehr im nächsten Kapitel.

3

Dein Körper und der Atem

Die Versorgung des Körpers mit Sauerstoff

Die Atmung ist ein essenzieller Bestandteil unseres Lebens. Sie ist die einzige körperliche Funktion, die automatisch stattfindet, während wir sie gleichzeitig bewusst regulieren können. Sobald wir uns unsere Atmung bewusst machen, haben wir Einfluss auf unser Herz-Lungen-Kreislauf-System und das Nervensystem. Dabei haben wir drei grundlegende Optionen: einatmen, ausatmen oder den Atem anhalten. Diese können wir durch die Atempraxis verändern. So kannst du beispielsweise deinen Körper in einen Zustand der Entspannung versetzen, was dazu beitragen kann, Stress abzubauen und das allgemeine Wohlbefinden zu verbessern. Mehr darüber erzähle ich dir auf den kommenden Seiten.

Sauerstoff und Kohlendioxid – ein perfektes Zusammenspiel

Die Atemluft setzt sich aus einer Mischung von Gasen zusammen. In der Luft, die wir einatmen, befinden sich etwa 78 Prozent Stickstoff, 21 Prozent Sauerstoff, 0,96 Prozent sogenannte Edelgase und Wasserstoff sowie 0,04 Prozent Kohlendioxid. Letzteres ist ein Abfallprodukt, das unser Körper ausatmet. Der genaue Anteil der verschiedenen Gase kann je nach Umgebungsluft und körperlicher Aktivität leicht variieren.

Im Durchschnitt nehmen wir pro Atemzug etwa 500 Milliliter Luft auf. Pro Minute atmen wir optimalerweise 10- bis 16-mal. Aufgrund unseres heutigen von Dauerstress und Traumafolgen geprägten Lebensstils sind es eher 16 bis 20 oder mehr Atemzüge pro Minute. Das Zusammenspiel von Sauerstoff und Kohlendioxid im Körper ist von großer Bedeutung für die Atmung. Der Körper strebt immer nach einem Gleichgewicht zwischen beiden Gasen. Sowohl Kohlendioxid als auch Sauerstoff sind gleich wichtig, da wir eine bestimmte Menge von beiden Gasen für ein gesundes Atemmuster benötigen.

Die Physiologie der Atmung

Sauerstoff erfüllt im Körper wichtige Funktionen:

- Jede einzelne Körperzelle benötigt Sauerstoff, um Energie durch Zellatmung zu erzeugen. Ohne Sauerstoff kann die Zelle nicht überleben, sie stirbt ab. Mehr über diese Abläufe erfährst du einige Seiten weiter hinten im Abschnitt über ATP (siehe S. 86–88).
- Sauerstoff ist auch wichtig für die Kontraktion von Muskeln, einschließlich der Muskeln des Herzens, um das Blut durch den Körper zu pumpen.
- Sauerstoff unterstützt die Reparatur von Zellen und Geweben im Körper, indem er bei der Bildung von Kollagen, einem wichtigen Bestandteil von Gewebe und Knochen, hilft.
- Sauerstoff ist ein Nährstoff für unser Gehirn und spielt eine zentrale Rolle bei der Aufrechterhaltung der kognitiven Funktionen und des Gedächtnisses.
- Sauerstoff ist auch ein wichtiger Bestandteil des Immunsystems und hilft, den Körper von Gift- und Schadstoffen zu befreien.

Nicht minder wichtig im Körper ist das Kohlendioxid:

- Es ist der primäre Atemstimulus und reguliert die Atmung.
- Es erhöht die Aufnahme von Sauerstoff, indem es die Freisetzung von Sauerstoff aus den roten Blutkörperchen erleichtert.
- Es erweitert die Blutgefäße und weitet die Atemwege, um die Durchblutung und Sauerstoffversorgung zu verbessern.
- Kohlendioxid ist ein Abfallprodukt des Stoffwechsels und wird über die Lunge ausgeschieden.
- Es stimuliert den Vagusnerv und kann beruhigend auf das Nervensystem wirken.

Doch was genau steuert unseren nächsten Atemzug? Tatsächlich ist es nicht etwa ein Mangel an Sauerstoff, der uns dazu bringt einzuatmen, sondern ein Anstieg des Kohlendioxids im Körper. Das Verständnis dieses Mechanismus ist für Breathwork-Praktiker:innen von besonderer Bedeutung, da die Manipulation des Kohlendioxidspiegels in der Lunge und im Blut der Fokus vieler Atemübungen ist. Indem wir unsere Atmung regulieren und gezielt verändern, können wir den Kohlendioxidspiegel im Blut erhöhen oder senken und so unser Atemmuster sowie unseren Körper beeinflussen. Nehmen wir diesen Mechanismus einmal genauer unter die Lupe.

So komplex ist jeder Atemzug

Die Reise unseres Atems beginnt in der Nase oder dem Mund und geht dann in die Lunge – entweder flach oder tief, je nachdem wie wir atmen. Die Einatmung ist ein aktiver Vorgang, die Ausatmung hingegen ist passiv und erfolgt durch die Entspannung der Muskulatur und das Zusammenziehen des Lungengewebes. Soweit die Kurzfassung – wie das genau abläuft, kannst du dir auch noch mal anhand der Illustration unten ansehen. Und jetzt schauen wir mal etwas genauer hin, was da tagein, tagaus geschieht in unserem Körper.

Wie atmen funktioniert

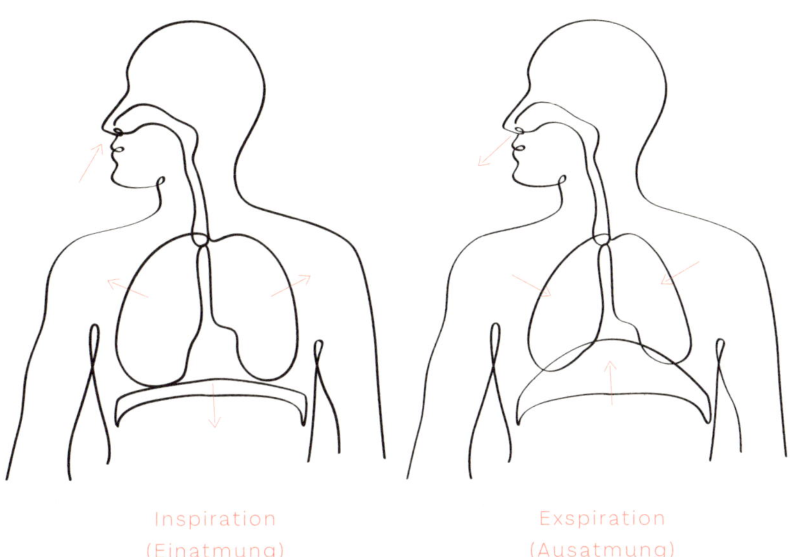

Inspiration (Einatmung)

Exspiration (Ausatmung)

Der zentrale Ort der Atmung ist die Lunge: Unser Lungenvolumen beträgt ungefähr 100 Quadratmeter. Zum Vergleich: Der Darm ist rund 400 Quadratmeter groß. Mit dem Einatmen gelangt der Sauerstoff durch den Mund oder die Nase in die Lunge, wo ihn die Alveolen aufnehmen. Ohne diese winzigen Lungenbläschen wäre eine ausreichende Versorgung des Körpers mit Sauerstoff nicht möglich. Die Oberfläche aller Alveolen zusammen ergibt 70 bis 100 Quadratmeter, was einem halben Tennisplatz entspricht. Die Alveolen sind von einem Netzwerk feinster Blutgefäße umschlossen, den Lungenkapillaren. Dadurch wird ein maximaler Gasaustausch ermöglicht.

Der Sauerstoff dringt nun durch die Kapillarwände und verteilt sich in den umliegenden Blutgefäßen, wo er sich an das Hämoglobin bindet. Hämoglobin ist der eisenhaltige Proteinkomplex, der als Blutfarbstoff in den roten Blutkörperchen von Wirbeltieren enthalten ist, Sauerstoff bindet und diesen so im Blutkreislauf transportiert. Das Hämoglobin transportiert den gebundenen Sauerstoff durch die Blutgefäße und gibt ihn an die Gewebe und Organe im Körper ab, die Sauerstoff benötigen, um Energie zu produzieren. Mehr dazu erfährst du im Abschnitt über die Energiegewinnung des Körpers (siehe S. 86–88). Gleichzeitig wird das Kohlendioxid, das in den Geweben und Organen anfällt, von den roten Blutkörperchen aufgenommen und zurück zur Lunge transportiert, wo es ausgeatmet wird. Dieser Prozess wird als Gasaustausch bezeichnet. Er stellt sicher, dass permanent genug Sauerstoff im Körper vorhanden ist, um die Stoffwechselprozesse zu unterstützen.

Das Atemsystem

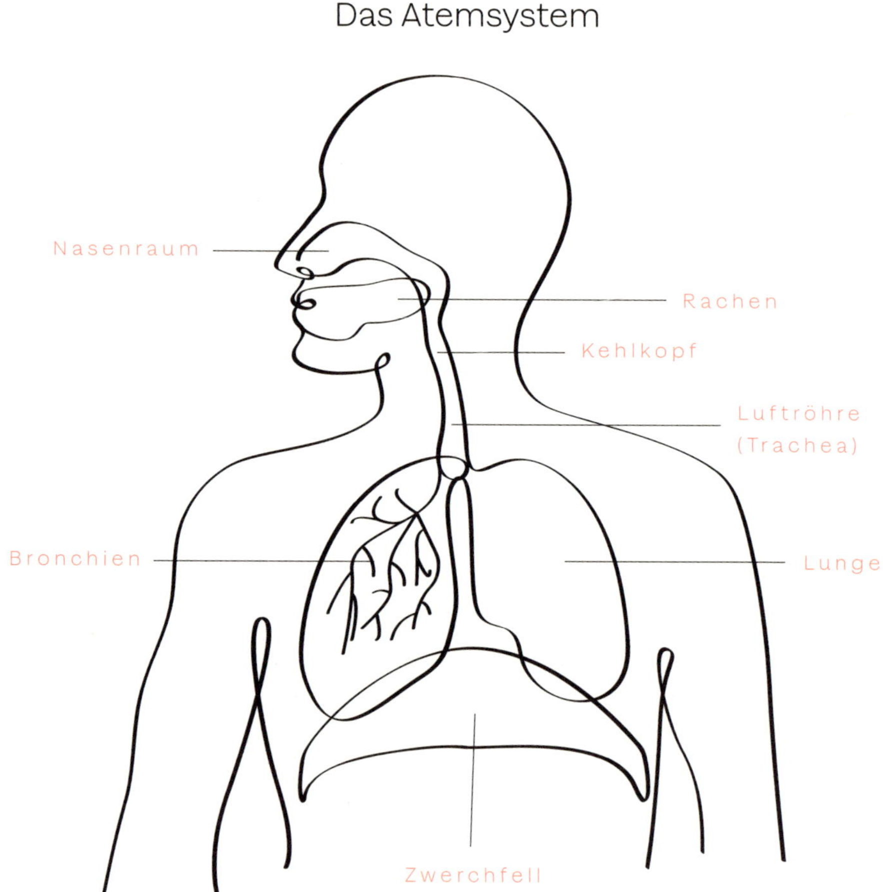

Die Bronchien sind ebenfalls wichtige Bestandteile des Atmungssystems und dienen als Verbindung zwischen der Luftröhre und den Lungenflügeln. Die Luftröhre teilt sich dabei in zwei Hauptbronchien, die jeweils in einen Lungenflügel führen und sich danach in immer kleinere Bronchien verzweigen, bis sie schließlich in den Alveolen enden. Die Funktion der Bronchien besteht darin, die eingeatmete Luft zu den Alveolen für den Gasaustausch zu transportieren. Die Bronchien sorgen durch Verzweigungen und Erweiterungen für eine Vergrößerung der Lungenbläschenoberfläche. Zusammen bilden die Bronchien und Alveolen ein komplexes System zur Aufnahme und Abgabe von Sauerstoff und Kohlendioxid im Körper.

Du siehst: Atmen ist ein vielschichtiger Prozess mit zahlreichen Abläufen, die ineinandergreifen. Damit du den Weg des Atems leichter verfolgen kannst, nimm gern die auf der linken Seite stehende Illustration zum Atemsystem zu Hilfe.

Schaltzentrale Gehirn

Die Anzahl der Atemzüge, der Atemrhythmus und die Atemtiefe werden über das Atemzentrum im Gehirn gesteuert. Das Atemzentrum sitzt an der Stammhirnbasis, wo das Gehirn ins Rückenmark übergeht. Die Steuerung erfolgt über verschiedene Mechanismen wie den Zwerchfellnerv, die Nerven der Atemhilfsmuskulatur und chemische Vorgänge im Blut. Genauer gesagt: Chemische Fühler im Blutgefäßsystem melden dem Gehirn die Konzentration an Kohlendioxid und Sauerstoff sowie den pH-Wert des Blutes.

Wenn wir beispielsweise den Atem anhalten, beginnt der Kohlendioxidspiegel im Blut zu steigen, da unser Körper nicht in der Lage ist, es abzubauen. Mit dem Anstieg des Kohlendioxidspiegels nimmt der pH-Wert ab. Sobald der Kohlendioxidspiegel ein bestimmtes Level erreicht, signalisieren die chemischen Fühler dem Körper, dass er atmen muss. Dies führt zu einem Gefühl von Atemhunger, das uns dazu drängt einzuatmen. Ein gesunder Kohlendioxidspiegel im Blut ist für ein optimales Atemmuster unerlässlich und wird oft als der primäre Atemstimulus bezeichnet.

Über den phrenischen Nerv aktiviert das Atemzentrum dann das Zwerchfell, das sich nach unten zusammenzieht. Gleichzeitig heben sich die Rippen etwas. In dem entstandenen Zwischenraum herrscht dann ein Unterdruck, sodass die Lunge auseinandergezogen wird. Die Luft wird durch Rachen und Kehlkopf weiter in die Lunge geleitet. Nach der Einatmung entspannt sich das Zwerchfell und geht in seine kuppelförmige Ausgangsposition zurück. Die Muskulatur von Bauch, Brust und Zwischenrippen entspannt sich, die Rippen senken sich und das elastische Lungengewebe zieht sich zusammen – die Atemluft strömt aus der Lunge, sie wird sozusagen herausgedrückt.

Der Bohr-Effekt

Der Bohr-Effekt ist nach dem dänischen Physiologen Christian Bohr benannt, der ihn 1904 erstmals beschrieben hat. Christian Bohr war ein Pionier auf dem Gebiet der physiologischen Chemie und hat wichtige Beiträge zur Erforschung der Atmung und der Sauerstoffbindung des Blutes geleistet. Der Bohr-Effekt beschreibt die Fähigkeit des Sauerstoffs, von roten Blutkörperchen freigesetzt zu werden, wenn sich der pH-Wert des Blutes senkt oder der Kohlendioxidgehalt im Blut ansteigt. Beides kann durch das Atmen beeinflusst werden, da Atmung den Kohlendioxidgehalt im Blut reguliert. Wenn der Körper mehr Kohlendioxid produziert, um etwa bei körperlicher Aktivität mehr Energie zu erzeugen, wird mehr Kohlendioxid durch das Atmen ausgestoßen. Dadurch sinkt der pH-Wert im Blut, Sauerstoff wird leichter von den roten Blutkörperchen freigesetzt und an das Gewebe abgegeben. Der Bohr-Effekt spielt somit eine wichtige Rolle in der Sauerstoffversorgung des Körpers bei körperlicher Aktivität.

Energie – das Wunder des Lebens

Vor vielen Jahren durfte ich in Hamburg meinen Kollegen Dr. Dirk Wagener kennenlernen. Der Biologe und Zellexperte bietet in seiner Praxis unter anderem simuliertes Höhentraining an. Dank unserer langjährigen Zusammenarbeit und meiner eigenen Erfahrung in seiner Praxis durfte ich viel lernen. Er war einer der ersten Menschen, die seit Beginn meiner Arbeit verstanden haben, warum mein Hauptaugenmerk auf dem Atem-Coaching bzw. den Trainings liegt. Und er teilt auch die Faszination für die Magie des Lebens.

Dirk ist ebenso wie ich auf einer Entdeckungsreise, um den Menschen mit seinen Billionen Zellen zu verstehen. Wir haben unterschiedliche Herangehensweisen und Hintergründe, doch gleichzeitig ein und dieselbe Begeisterung. Dirk erforscht täglich in seiner Praxis, wie wir als Spezies Mensch »artgerecht« leben können, was die meisten von uns im Moment leider nicht mehr tun. Wir dürfen uns wieder dahin entwickeln, förderliche Reize artgerecht anzusteuern. Die Atmung bildet hierfür die Basis. Dir ist bekannt, dass du längere Zeit auf Essen, ein paar Tage auf Wasser, aber im Durchschnitt nur wenige Minuten auf deine Atmung verzichten kannst, um zu überleben. Ein wichtiger Punkt für unser Überleben bzw. unser Leben, den wir hierbei klären müssen, ist der Begriff »Energie«.

Wenn wir auf unser Energielevel im Leben blicken, so haben wir leider viel zu häufig wenig oder keine Energie: Wir sind traurig, motivationslos, depressiv verstimmt, im Burn- oder Bore-out. Spreche ich mit meinen Klient:innen darüber, höre ich immer wieder, dass sie schon seit Jahren so empfinden. Woher kommt das Phänomen? Wir sind heute häufiger als früher mit mehr Reizen und Druck konfrontiert. Unser Körper kommt diesen Entwicklungen allerdings nicht so schnell hinterher. Natürlich passen wir uns an. Unser Körper strebt nach Gleichgewicht, der sogenannten Homöostase. Diese beschreibt das Konzept, dass lebende Organismen eine stabile und gleichzeitig dynamische und flexible innere Umgebung aufrechterhalten, um effektiv zu funktionieren und zu überleben. Dies beinhaltet die Aufrechterhaltung eines Gleichgewichts von Faktoren wie Temperatur, Blutzuckerspiegel, pH-Wert und anderen physiologischen Variablen im Körper. Wenn ein Ungleichgewicht auftritt, kann dies zu Störungen im Körper führen, daher ist die Homöostase ein wichtiger Mechanismus für das Wohlbefinden und die Gesundheit. Unser Körper ist den ganzen Tag damit beschäftigt. Wir sind vielen gesunden und ungesunden Reizen ausgesetzt. Die Summe der gesunden Reize führt zur Homöostase. Ich schaue immer wieder auf mein Leben und passe die gesunden Reize wie etwa meine Atempraxis, Meditation, Bewegung und Essen an. Wenn wir auf unsere reizüberfluteten Leben blicken, ergibt es Sinn, sich von Zeit zu Zeit einen Überblick zu verschaffen, wo wir gerade stehen. Wie fühlst du dich in deinem Alltag und in welchen Teilbereichen möchtest du Klarheit schaffen und innerlich aufräumen?

Wie der Körper Energie gewinnt

Um zu verstehen, wie der menschliche Körper Energie erzeugt, machen wir einen kleinen Ausflug in die Biologie. Voraussetzung für jede körperliche Aktivität ist vor allem ein spezieller Energieträger namens Adenosintriphosphat (ATP). ATP ist ein chemisches Molekül, das in jeder Zelle des Menschen Energie bereitstellt. Es ist für viele lebenswichtige Funktionen im Körper notwendig, beispielsweise für die Muskelarbeit, den Herzschlag, das Denken und alle Organfunktionen. ATP wird in den Mitochondrien hergestellt. Mitochondrien spielen eine zentrale Rolle in vielen Stoffwechselprozessen und sind besonders wichtig für die aerobe Energiegewinnung, bei der ATP aus Nährstoffen und Sauerstoff produziert wird. Mitochondrien befinden sich in fast allen Zellen unseres Körpers. Es handelt sich dabei um winzige, doppelmembranöse Organellen. Organellen sind spezialisierte Strukturen innerhalb von Zellen, die eine bestimmte Funktion erfüllen. Sie sind von einer Membran umgeben und in der Lage, Stoffwechselprozesse durchzuführen, die für das Überleben der Zelle notwendig sind. Jede Art von Organelle hat eine spezifische Funktion und trägt so dazu bei, die zelluläre Homöostase aufrechtzuerhalten. Mitochondrien werden auch als Kraftwerke der Zellen bezeichnet. Ohne intakte, vitale Mitochondrien sind weder Bewegungen noch Gedanken möglich.

Die Rolle der Atmung

Die Atmung spielt durch die Bereitstellung von Sauerstoff eine essenzielle Rolle bei der Energiegewinnung. Ohne ausreichend Sauerstoff können die Zellen nicht genügend ATP produzieren, was zu einer Störung der Zellfunktionen führt. Zusätzlich geben wir über die Ausatmung Kohlendioxid ab. Obwohl Kohlendioxid kein direkter Zellabfall ist, ist es ein wichtiger Indikator für den Stoffwechselprozess und die Atmungsfunktion des Körpers. Etwa vier bis fünf Prozent des Kohlendioxids, das im Körper produziert wird, wird über die Haut, den Urin oder den Stuhl ausgeschieden. Der größte Teil des Kohlendioxids wird jedoch über die Ausatmung abgegeben.

Wenn du beispielsweise am Bahnhof ankommst und nur noch drei Minuten Zeit hast, um zum Gleis zu gelangen, wirst du vermutlich schneller werden und eventuell sogar anfangen zu rennen, um deinen Zug nicht zu verpassen. Dein Körper gerät unter Stress und wird aktiviert. Die Muskeln spannen sich an, Herzschlag und Puls beschleunigen sich, die Atmung verändert sich. Dein Körper braucht von jetzt auf gleich mehr Energie. In diesem Moment zeigt sich schnell, was du heute schon gegessen hast, sprich auf welche Energie dein Körper zurückgreifen kann. Ziemlich sicher wechselst du zur Brustatmung, die ebenfalls schneller wird. Je nachdem wie fit du bist und auf welche Ressourcen du zurückgreifen kannst, wirst du auf den letzten Metern durch den geöffneten Mund atmen. All diese Körperfunktionen lassen deine Zellen auf Hochtouren laufen, überschüssiges Kohlendioxid abatmen. Du kommst am Gleis an, hörst schon das Piepen der sich schließenden Tür und springst gerade noch in den Zug. Was passiert als Nächstes? Du musst vermutlich stark Luft holen und wieder zurück in deinen Atem kommen, weil du immer noch viel Kohlendioxid ausatmest. Mein Tipp für den Fall, dass du solche Situationen häufiger erlebst: Komm so zeitnah wie möglich von der Mund- zur Nasenatmung und von der Brust- zur Bauchzwerchfellatmung zurück. Sobald es dir dann möglich ist, atme über die Nase ein und summend aus. Atme kürzer ein und verlängere deine Ausatmung. So kannst du den Kohlendioxidgehalt im Körper wieder ausgleichen.

Falls solche oder ähnlich stressige Situationen deinen Alltag bestimmen, du vielleicht noch zusätzlich Projektabgaben im Job und eine Familie hast, brauchst du viel Energie und ATP. Wenn du jedoch einen Lifestyle hast, der nicht genug ATP in deinem Körper produzieren kann, greifst du immer und immer wieder auf Reserven im Körper zurück. Das geht so lange gut, bis die Reserven in den Minusbereich fallen und es dann zu einem Burn-out kommen kann.

Wenn wir fit sind, produzieren wir täglich im Durchschnitt unser Körpergewicht an ATP. Menschen, die ausgebrannt und beispielsweise im Burn-out sind, produzieren sehr viel weniger – meist nur 10 bis 20 Kilogramm. Wer ausgebrannt ist, hat also physisch wenig Energie. Auch im Alterungsprozess spielen Mitochondrien eine wichtige Rolle, da sie aufgrund von oxidativem Stress, genetischen Mutationen und Funktionsverlust im Laufe der Zeit beschädigt werden können. Dies kann zu einer Abnahme der ATP-Produktion und einer Beeinträchtigung der zellulären Funktionen führen, was wiederum zu verschiedenen altersbedingten Erkrankungen beitragen kann. Es wird angenommen, dass die Mitochondrienfunktion durch eine gesunde Lebensweise mit regelmäßiger Bewegung, Atempraxis, einer ausgewogenen Ernährung und bestimmten Nahrungsergänzungsmitteln verbessert werden kann.

Das Nervensystem: Unsere Schaltzentrale

Das nervt mich« oder »Das geht mir auf die Nerven« – lange waren das Standardsätze von mir. Dass mein Nervensystem dabei mächtig angespannt war, versteht sich von selbst. Je mehr ich mich mit dem Thema Atmung beschäftigte, desto klarer wurde mir, dass es einen direkten Zusammenhang gibt. Das Nervensystem ist für die Steuerung und Koordination unserer Körperfunktionen und Verhaltensweisen verantwortlich und von entscheidender Bedeutung für unser Überleben. So ist das Nervensystem ein wichtiger Bestandteil der Atemkontrolle und ermöglicht es uns, die Atmung an unsere Bedürfnisse anzupassen. Es kann beispielsweise dazu beitragen, dass wir bewusster und tiefer atmen, um unseren Körper mit ausreichend Sauerstoff zu versorgen und unseren Geist zu beruhigen.

Einige Fakten zum besseren Verständnis

Jede:r weiß, dass wir Nerven haben – doch wie ist das Nervensystem überhaupt aufgebaut? Damit wir wissen, worüber wir reden, kommen hier zunächst ein paar elementare Erklärungen. Das Nervensystem besteht aus dem Gehirn, dem Rückenmark, Nerven und Sinnesorganen. Es empfängt sensorische Informationen von den Sinnesorganen, verarbeitet diese Informationen und gibt dann motorische Signale aus, die die Muskelkontraktion und andere Körperreaktionen steuern. Es ist auch für höhere kognitive Funktionen wie Denken, Gedächtnis, Sprache und Emotionen verantwortlich.

Das Nervensystem kann in zwei Hauptbereiche unterteilt werden:

- Das zentrale Nervensystem besteht aus Gehirn und Rückenmark.
- Das periphere Nervensystem umfasst alle Nerven außerhalb von Gehirn und Rückenmark.

Das periphere Nervensystem lässt sich noch weiter unterteilen:

- Das somatische Nervensystem steuert alle Vorgänge, die wir bewusst wahrnehmen und willentlich beeinflussen können, etwa die gezielte Bewegung von Körperteilen.
- Das autonome Nervensystem (oft auch vegetatives Nervensystem genannt) wiederum regelt jene Abläufe im Körper, die wir nicht mit dem Willen steuern können. Es reguliert beispielsweise die Atmung und den Herzschlag. Das autonome Nervensystem besteht aus dem sympathischen und dem parasympathischen Nervensystem – auch Sympathikus und Parasympathikus genannt.

Im Folgenden geht es hauptsächlich um das autonome Nervensystem und seine vielen wichtigen Aufgaben. Wenn wir besser verstehen, wie es funktioniert, können wir mit der Zeit lernen, Einfluss darauf zu nehmen. Wie bereits erwähnt, kann uns der Wille allein dabei nicht helfen.

Das Nervensystem

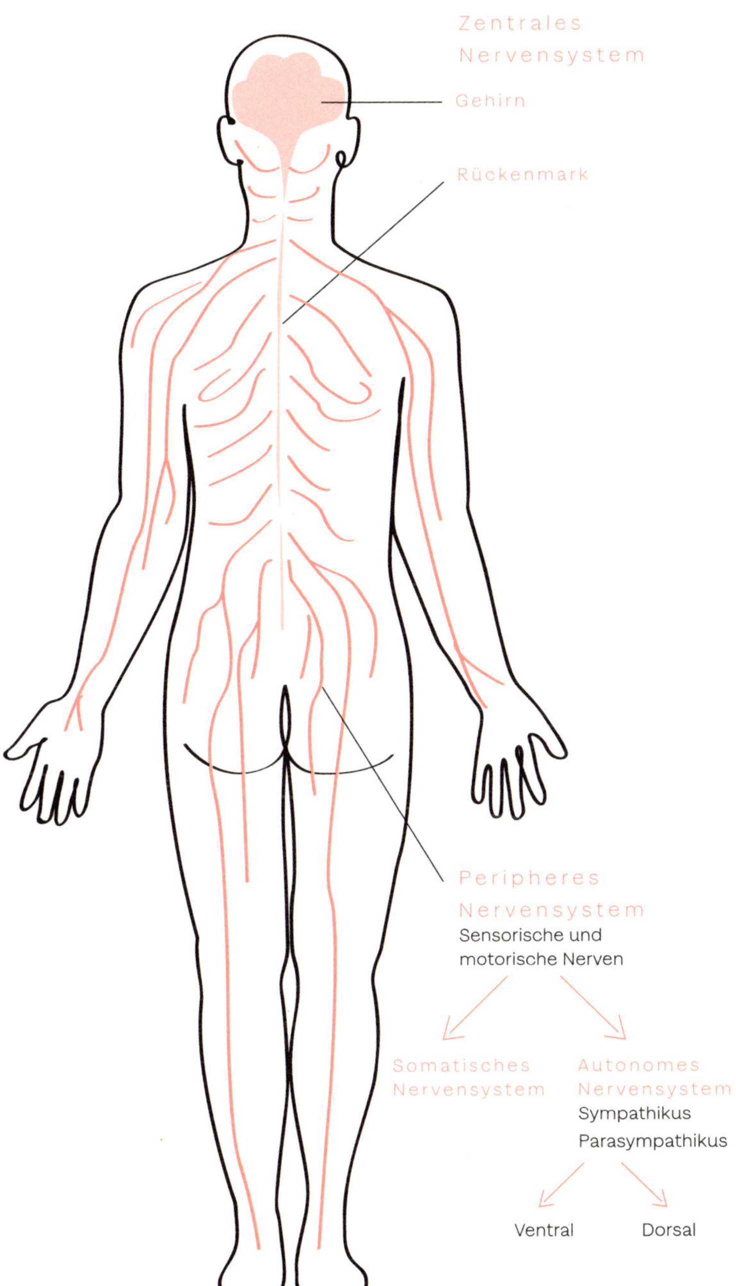

Atmung und Nervensystem

An dieser Stelle möchte ich darauf eingehen, welche große Rolle das Nervensystem bei der Atmung spielt. Es gibt zwei Hauptnerven, die mit der Atmung verbunden sind: der phrenische Nerv und der Vagusnerv. Der phrenische Nerv ist ein wichtiger Teil des Atemsystems und innerviert das Zwerchfell, den wichtigsten Atemmuskel. Wenn der phrenische Nerv stimuliert wird, zieht sich das Zwerchfell zusammen und ermöglicht so das Einatmen. Wenn der Nerv entspannt, entspannt sich auch das Zwerchfell, und das Ausatmen beginnt. Der Vagusnerv hat mehrere Funktionen im Zusammenhang mit der Atmung. Zum einen kontrolliert er Geschwindigkeit und Tiefe der Atmung, indem er die Aktivität des Atemzentrums im Gehirn beeinflusst. Zum anderen sorgt er dafür, dass die Bronchien in der Lunge sich öffnen und schließen und hilft so, den Luftstrom zu regulieren.

Das autonome Nervensystem reguliert den Atemprozess und sorgt dafür, dass der Körper mit ausreichend Sauerstoff ausgestattet ist. Der Sympathikus aktiviert den Körper insbesondere bei erhöhter Aktivität oder bei Stress und erhöht Herzschlag sowie Atmung. Er ist für die Kampf-oder-Flucht-Reaktion verantwortlich, die ich dir auf den nächsten Seiten genauer beschreibe. Der Parasympathikus dagegen beruhigt den Körper und verlangsamt Herzschlag sowie Atmung. Er ist aktiv, wenn wir uns in einem entspannten Zustand befinden.

Diese Veränderungen der Atmung können sich auch negativ auf unsere körperliche Gesundheit auswirken. Wenn wir flacher atmen, kann der Austausch von Sauerstoff und Kohlendioxid in der Lunge eingeschränkt sein. Die Kohlendioxidtoleranz ist so geringer, und weniger Sauerstoff kommt im Gehirn an. Dadurch ist es möglich, dass sich Kohlendioxid im Blut ansammelt, was zu Symptomen wie Schwindel, Benommenheit und Unwohlsein führen kann. Mit bestimmten Atemtechniken, die ich dir weiter hinten im Buch vorstelle, kannst du deine Atmung bewusst regulieren. Auf diese Weise kannst du das autonome Nervensystem beeinflussen und in einen Zustand der Entspannung und Ruhe versetzen. Das wiederum kann sich positiv auf das körperliche und emotionale Wohlbefinden auswirken.

Die Polyvagal-Theorie

Der Neurowissenschaftler Dr. Stephen Porges hat mit der Polyvagal-Theorie vereinfacht erklärt, wie das autonome Nervensystem auf Umweltreize reagiert und wie diese Reaktionen unser Verhalten, unsere Emotionen und unsere körperliche Gesundheit beeinflussen. Die Polyvagal-Theorie legt nahe, dass ein Ungleichgewicht des autonomen Nervensystems zu einer Vielzahl an körperlichen und psychischen Gesundheitsproblemen führen kann, einschließlich Angstzuständen, Depressionen, Atemproblemen und Verdauungsbeschwerden. Laut Polyvagal-Theorie besteht das autonome Nervensystem aus drei Hauptkomponenten:

- Der ventrale (bauchseitige) Vagusnerv ist Teil des parasympathischen Nervensystems und für die Regulation von Atmung, Herzfrequenz und Verdauung relevant.
- Der dorsale (rückenseitige) Vagusnerv ist Teil des parasympathischen Nervensystems und für die Kontrolle der Atem- und Herzfrequenz relevant.
- Das sympathische Nervensystem ist wie oben beschrieben tätig.

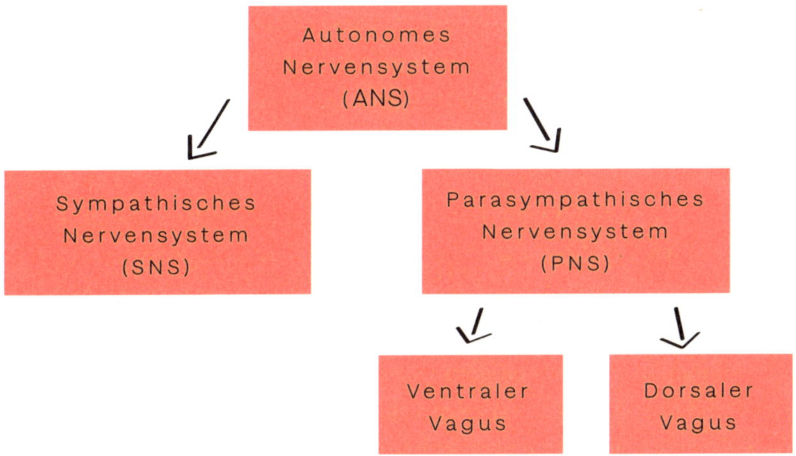

Die Theorie besagt, dass die verschiedenen Teile des autonomen Nervensystems in Reaktion auf Umweltreize aktiviert werden. Für unsere Atmung bedeutet das: Wenn wir uns sicher und entspannt fühlen, wird der ventrale Vagusnerv aktiviert, und wir atmen ruhig und tief. Wenn wir uns jedoch bedroht oder gestresst fühlen, wird der Sympathikus aktiviert, und wir atmen flacher und schneller. Wenn die Bedrohung oder der Stress anhält, wird schließlich der dorsale Vagusnerv aktiviert, unsere Atmung wird meist noch flacher und langsamer. Das hat den Hintergrund, dass der Körper so Energie sparen kann. Die Illustration auf der rechten Seite veranschaulicht diesen Prozess noch einmal bildlich in Form einer Leiter. Entscheidend ist, dass die Atmung sowohl von unseren automatischen körperlichen Reaktionen als auch von unserem bewussten Denken beeinflusst werden kann. Demnach haben wir die Möglichkeit zu lernen, wie wir unsere Atmung nutzen können, um unser autonomes Nervensystem zu regulieren und unsere körperliche und psychische Gesundheit zu verbessern.

Im Intesoma® Breathwork praktizieren wir Atemübungen mit dem Hintergrund und Wissen der Polyvagal-Theorie. So können wir Atemübungen und Atempraktiken einsetzen, um eine Regulation des autonomen Nervensystems zu unterstützen. Dies kann dazu beitragen, eine Überaktivierung des Sympathikus zu reduzieren und den Parasympathikus zu aktivieren. Konkret lassen sich Übungen wie Bauchzwerchfellatmung, Atemzüge mit Zählen und Atemmeditationen einsetzen, um die Atmung zu vertiefen und zu verlangsamen und dadurch den Vagusnerv zu aktivieren.

Das Stresstoleranzfenster

Bei unserer Arbeit für Intesoma® betrachten wir Stress im engen Zusammenspiel zwischen dem sogenannten Stresstoleranzfenster und der Polyvagal-Theorie. Das Konzept des Stresstoleranzfensters wurde von Daniel J. Siegel, einem klinischen Professor für Psychiatrie an der UCLA School of Medicine, geprägt, um die optimale emotionale

Die Hierarchie des ANS

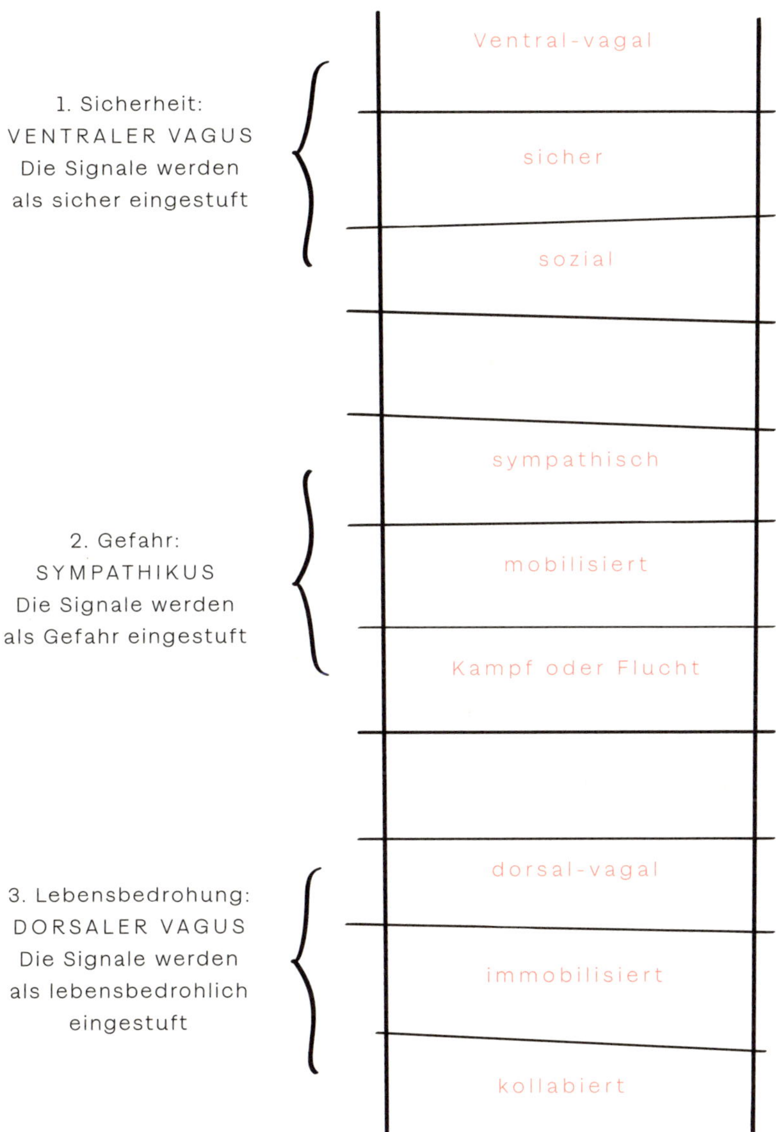

Evolution: Erst dorsaler Vagus, dann Sympathikus, dann ventraler Vagus.

»Zone« zu beschreiben, in der wir existieren können. Das Stresstoleranzfenster ist der Bereich zwischen Übererregung und Untererregung, in dem der Mensch am besten in der Lage ist, auf stressige Situationen angemessen zu reagieren.

- Bei Übererregung befindet sich der Mensch in einem Zustand der Überstimulation und Panik. In dieser Zone werden Kampf-oder-Flucht-Reaktionen ausgelöst, und es besteht eine erhöhte Wahrscheinlichkeit für emotionale Ausbrüche oder körperliche Symptome von Stress (Aktivierung Sympathikus).
- Bei Untererregung befindet sich der Mensch in einem Zustand der Lethargie und Apathie. In dieser Zone können Erschöpfung, Depression oder andere Symptome von geringer Stimmung und Antrieb auftreten (Aktivierung dorsaler Vagusnerv).
- Dazwischen liegt das Stresstoleranzfenster, die Zone der optimalen Erregung, in der sich der Mensch im Zustand der Ruhe und des Wohlfühlens befindet. In dieser Zone ist der Mensch in der Lage, auf Stressoren zu reagieren, ohne überwältigt oder unterfordert zu sein (Aktivierung ventraler Vagusnerv).

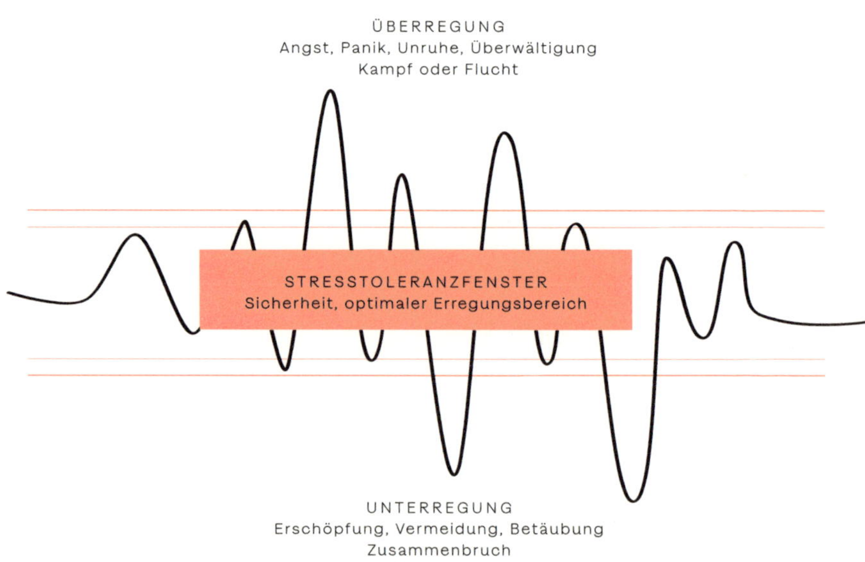

In Bezug auf die Polyvagal-Theorie bedeutet das: Wenn wir uns in einer sicheren Umgebung befinden, sind wir in der Lage, uns zu entspannen und in den mittleren Bereich der optimalen Erregung zu gelangen. Wenn wir jedoch eine Bedrohung wahrnehmen, werden automatische physiologische Reaktionen ausgelöst, die uns entweder in den oberen oder den unteren Bereich versetzen.

Mit einer regelmäßigen Atempraxis wächst dein Verständnis dessen, wo im Toleranzfenster du dich befindest. Du kannst über den Atem eine bessere Verbindung zu dir und deinem Köper eingehen und festigen. Durch deine tägliche Atempraxis übst du deine Interozeption. Sie bezieht sich auf die interne Wahrnehmung und das Bewusstsein für den Zustand des eigenen Körpers, einschließlich Empfindungen wie Herzschlag, Atmung, Verdauung und Temperaturregulierung. Sie ermöglicht es uns, dass wir uns interne Körperempfindungen bewusst machen und physiologische Prozesse regulieren. Die Interozeption (Wahrnehmung des innerorganischen Prozesses) spielt eine wichtige Rolle bei der Aufrechterhaltung der Homöostase, dem inneren Gleichgewicht des Körpers, und trägt auch zu emotionalen und kognitiven Prozessen bei. Sie steht in enger Verbindung mit dem autonomen Nervensystem, das die unwillkürlichen Körperfunktionen steuert. Das Bewusstsein für die Interozeption kann von Person zu Person unterschiedlich sein, wobei manche Menschen stärker auf ihre internen Empfindungen achten als andere. Es ist ein wichtiger Aspekt des Selbstbewusstseins und kann Entscheidungsfindung, emotionale Regulation und das allgemeine Wohlbefinden beeinflussen.

Wenn du über einen längeren Zeitraum deine Atempraxis täglich praktizierst, bekommst du mehr und mehr ein Gefühl dafür, was dich stresst und welche Bedürfnisse du eigentlich hast. So kannst du mehr und mehr den mittleren Teil des Stresstoleranzfensters ausdehnen und dein Leben von dort aus gestalten. Atemübungen können dazu beitragen, den Körper zu entspannen und die Wahrnehmung der Umgebung zu beruhigen, was zu einem Zustand der optimalen Erregung führen kann. Das Ziel ist es, dass dir deine regelmäßige Atempraxis im besten Fall ein höheres Maß an Resilienz und Stressbewältigungsfähigkeit schenkt, indem du lernst, in stressigen Situationen in einer entspannten und ausgeglichenen Weise zu agieren und reagieren. Auch für die Förderung von Kreativität sind das Nervensystem und die Entspannung ungeheuer wichtig: Ein ausgewogenes Nervensystem kann dabei helfen, dass unser Gehirn, besonders der Neocortex gut arbeitet und unsere Kreativität verbessert wird. Wenn wir entspannt sind, können wir uns besser auf unsere Sinne konzentrieren, die Welt um uns herum auf neue und interessante Weise wahrnehmen und Körper und Geist für neue Erfahrungen und Ideen öffnen. Wir werden vermutlich immer in irgendeiner Weise mit Stress konfrontiert sein, doch es liegt an uns, wie wir einen Umgang damit finden.

Eine wichtige Rolle in diesem Zusammenhang spielt unsere Verbindung von Körper und Geist beziehungsweise Psyche. Sie ist ein komplexes System, das aus verschiedenen Ebenen besteht und sich in enger Verbindung mit dem Körper befindet. Die Psyche funktioniert durch komplexe neuronale Netzwerke im Gehirn, die durch Erfahrungen und Erlebnisse geformt und modelliert werden. Die Art und Weise, wie wir denken und handeln, wird von unseren Gedanken, Überzeugungen, Emotionen und Erfahrungen beeinflusst. In Kapitel 2 habe ich dir schon einiges über Bewusstsein und Unterbewusstsein erzählt. Auch unsere Körperreaktionen werden von der Psyche beeinflusst, etwa durch den Stress, den wir empfinden. Wenn wir beispielsweise unter Stress stehen, können wir körperliche Symptome wie Kopfschmerzen oder Magenprobleme bekommen. Umgekehrt können körperliche Erkrankungen wie Schmerzen oder chronische Krankheiten auch Auswirkungen auf die Psyche haben und zu emotionalen Belastungen führen.

Was passiert bei Stress?

Als Stress bezeichnet man eine körperliche und psychische Reaktion auf eine Situation, die als Bedrohung, Herausforderung oder Belastung empfunden wird. Die Empfindung ist davon abhängig, wie viel psychische und physische Kapazität man in dem Moment besitzt. Bei jedem Menschen ist das unterschiedlich und individuell. Bei Stress oder Angst kann das Nervensystem die Atmung beschleunigen oder verlangsamen, um auf die Bedürfnisse des Körpers zu reagieren. Wenn Stress über längere Zeit anhält und nicht ausreichend abgebaut wird, kann er negative Auswirkungen auf die körperliche und psychische Gesundheit haben.

Häufige Stresssymptome

- Körperliche Auswirkungen wie Kopfschmerzen, Müdigkeit, Schlaflosigkeit, Rückenschmerzen, Muskelverspannungen, Magen-Darm-Probleme und eine geschwächte Immunantwort
- Psychologische Auswirkungen, die die geistige Gesundheit beeinträchtigen und zu Angstzuständen, Depressionen, Reizbarkeit, Konzentrationsschwierigkeiten, geringem Selbstwertgefühl und Stimmungsschwankungen führen können
- Verhaltensmuster und Verhaltensänderungen wie übermäßiges Essen oder Trinken, Drogenmissbrauch, sozialer Rückzug, Sexsucht, Kaufrausch und Konflikte mit anderen
- Auswirkungen auf die Arbeit wie verminderte Produktivität, Fehlzeiten, Burn-out und berufliche Unzufriedenheit

Um die Dimensionen von Stress zu verdeutlichen, gehe ich jetzt genauer auf die Mechanismen im Körper ein. Vielleicht hast du schon mal von der Kampf-oder-Flucht-Reaktion (Fight or Flight) gehört. Den Begriff hat der US-amerikanische Physiologe Walter Cannon geprägt. Er beschreibt die Konfrontation oder Fluchtreaktion des Körpers und damit eine schnelle Anpassungsfähigkeit des Menschen auf Gefahrensituationen als Stressreaktion. Der Mensch brauchte schon in der Steinzeit diese schnelle Reaktion des Körpers, um sich beispielsweise auf der Jagd gegen angreifende Tiere zu verteidigen. Das ist natürlich lang her. Und gleichzeitig funktioniert unser Körper nach wie vor nach dem Prinzip. Heute sind es nur keine angreifenden Tiere mehr, sondern Abgabefristen von Projekten, starke Belastungen von Familien und Alleinerziehenden oder ein hoher Leistungsdruck über längere Zeit.

Während der Kampf-oder-Flucht-Reaktion wird im Gehirn durch die Nervenbahnen und das autonome Nervensystem eine sofortige Ausschüttung von Adrenalin ausgelöst. So kann dein Herz schneller schlagen, deine Muskeln werden leistungsfähig und spannen sich an. Deine Atemfrequenz erhöht sich. Adrenalin ist nur kurzzeitig wirksam; wenn es sich um eine längere Zeit der Belastung handelt, setzt der Körper zusätzlich stoffwechselanregende Hormone wie Cortisol frei. Das wird aus der Nebennierenrinde ins Blut abgegeben.

Diese automatischen Reaktionen deines Körpers sichern dir dein Überleben – zumindest wäre das früher so gewesen, hätte das gefährliche Tier dich bei der Jagd angegriffen. Leider kann unser Körper heute nicht unterscheiden, ob es sich bei der stressigen Situation um eine lebensbedrohliche handelt oder nicht.

Die Illustration gegenüber zeigt vereinfacht, wie die Körperreaktion bei Stress abläuft. In einer stressigen Situation sendet das Gehirn ein Signal an den Hypothalamus, eine kleine Region im Gehirn, die mit dem autonomen Nervensystem verbunden ist und eine zentrale Rolle bei der Hormonregulation spielt. Der Hypothalamus aktiviert die Hypophyse, auch Hirnanhangsdrüse genannt, die ein Hormon namens ACTH freisetzt. Dieses Hormon stimuliert nun die Nebennierenrinde, die dann das Hormon Cortisol freisetzt. Gleichzeitig wird das Nebennierenmark durch das sympathische Nervensystem angeregt und gibt Adrenalin frei. Adrenalin und Cortisol helfen dem Körper, auf Stress zu reagieren, indem sie die Herzfrequenz erhöhen, die Atmung beschleunigen und Energie mobilisieren.

Die negative Rückkopplung des Adrenalins und Cortisols auf den Hypothalamus und die Hypophyse ist ein Mechanismus, der die Regulation des Stresshormonspiegels im Körper aufrechterhält. Die erhöhte Konzentration von Adrenalin und Cortisol signalisiert dem Hypothalamus und der Hypophyse, dass ausreichend Stresshormone im Körper vorhanden sind. Als Reaktion darauf wird die Freisetzung von Hormonen, die die Produktion von Adrenalin und Cortisol steuern, gehemmt. Dieser negative Rückkopplungsmechanismus dient dazu, einen übermäßigen Anstieg von Adrenalin und Cortisol zu verhindern. Sobald der Stressor verschwunden ist, sinken die Hormonspiegel wieder ab, was die negative Rückkopplung aufhebt. Dieser Regelkreismechanismus ermöglicht eine feine Abstimmung der Stressantwort und eine Aufrechterhaltung des hormonellen Gleichgewichts im Körper.

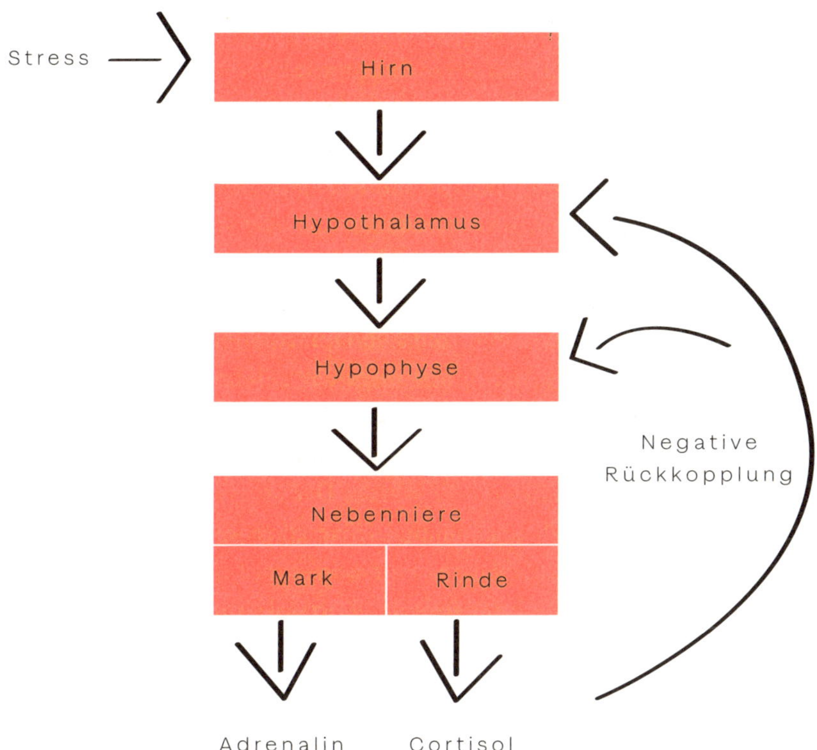

Kampf, Flucht – oder Erstarrung

1988 hat der britische Psychologe Jeffrey Alan Gray bzw. auch die Polyvagaltheorie den Begriff »Kampf-oder-Flucht-Reaktion« um einen weiteren ergänzt, und zwar den Freeze-Zustand (Erstarrung). In diesen gehen wir bei großem Stress, wenn die Kampf-oder-Flucht-Reaktion keine Option ist. Deshalb sprechen wir heute beim

Unterrichten des Atmens vom sogenannten Fight-Flight-and-Freeze-Zustand. Es gibt also drei Möglichkeiten, wie unser Körper auf eine wahrgenommene Bedrohung reagieren kann: Wir können kämpfen, vor der Bedrohung fliehen oder erstarren.

Die Freeze-Reaktion kann auch als die Reh-im-Scheinwerferlicht-Reaktion bezeichnet werden. Wir sind in dem Moment von sympathischer, hypererregter Energie im dorsalen Vagus eingefroren. Es ist viel Stressenergie im Körper, die nicht genutzt, verstoffwechselt beziehungsweise integriert werden kann. Mit anderen Worten: Die Angstreaktion wird in Gang gesetzt, und die Herzfrequenz erhöht sich, damit Sauerstoff zu den Muskeln fließen kann. Diese Unbeweglichkeit ist keine Wahl, sondern die Art und Weise, wie unser Körper versucht, sich zu schützen, totzustellen und so auf den nächsten Schritt vorzubereiten – er ist jedoch nicht in der Lage, die Energie freizusetzen, bis die Bedrohung vorüber ist. Klient:innen beschreiben diese Erfahrung oft so: »Ich fühlte mich festgefahren«, »Ich konnte nicht reagieren« oder »Ich fühlte mich wie gelähmt«. Die langfristigen Effekte einer Freeze-Reaktion können sich wie Angstzustände, chronische Schmerzen, Migräne und andere körperbezogene Symptome im Körper auswirken.

Betonen möchte ich noch einmal, dass all diese Reaktionen automatisch erfolgen. Wir haben keinen Einfluss darauf, wie unser Körper in einer traumatischen oder stressigen Situation reagiert, weil unser Nervensystem eingreift und vorübergehend übernimmt, damit wir die Bedrohung überleben.

Unvollendeter Stresszyklus

Wenn du irgendwann in deinem Leben eine dieser Reaktionen erlebt hast, verstehst du, wie es sich anfühlt, keine Kontrolle mehr über Körper und Gefühle zu haben. Dein Körper hat in dem Moment sein Bestes gegeben, dein Leben zu sichern. Wir beschreiben das im Atmen als Nichtvollendung von Stresszyklen. Um das zu vertiefen, nehmen wir das Beispiel des Besprechungstermins. Du formulierst eine Problematik, die es bei dir in der Abteilung gibt, die Diskussion schaukelt sich immer weiter hoch, und du spürst, wie langsam Wut in dir aufsteigt. Vermutlich wirst du den Termin freundlich und kooperierend zu Ende bringen. Dein Körper hat allerdings innerlich alles hochgefahren, um dich entweder zu verteidigen oder wegzulaufen. In den wenigsten Fällen gehen wir nach solchen Terminen erst einmal eine Runde draußen oder im Treppenhaus laufen. Meist gehen wir zurück an den Computer oder in den nächsten Call. Das bedeutet, dass der Stresszyklus, den du im Augenblick der Konferenz eröffnet hast, körperlich nicht vollendet ist. In Gedanken können wir ihn, je nachdem wie wir gestrickt sind, schnell wegwischen – im Körper nicht.

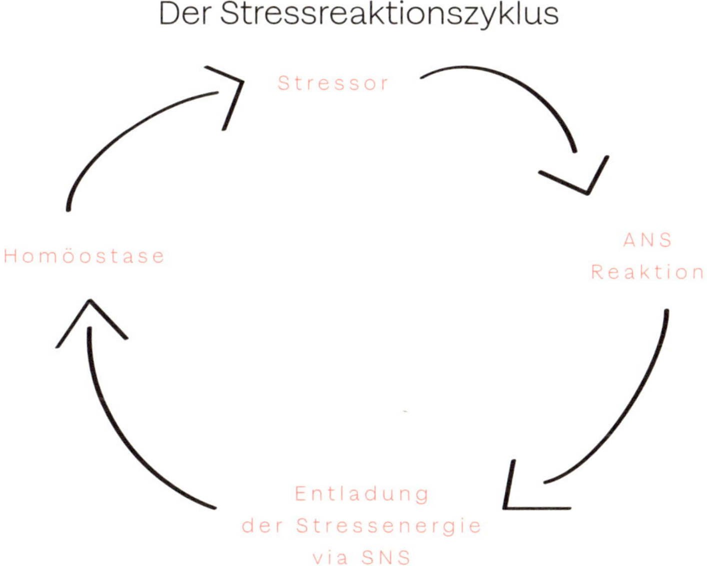

Die beiden Illustrationen veranschaulichen dir diesen Mechanismus noch einmal. Oben siehst du einen normalen Stresszyklus: Es gibt einen Stressor (zum Beispiel ein auf dich zurasendes Auto) im Außen, auf den das autonome Nervensystem (ANS) reagiert und deinen Körper mobilisiert. Du kannst weglaufen und dich in Sicherheit bringen. Der Körper entlädt die mobilisierte Energie wieder. Die auf der folgenden Seite stehende Illustration zeigt, was bei einem unvollendeten

Stresszyklus geschieht, zum Beispiel eine hohe tägliche Belastung im Job, die dafür sorgt, dass das ANS immer und immer wieder mobilisiert wird. In den seltensten Fällen entladen wir die Energie, zum Beispiel durch Bewegung – die mobilisierte Energie verbleibt im Körper. Geschieht das über längere Zeit, kann das zu chronischen Krankheiten wie Depressionen, Angstzuständen und Rückenschmerzen führen.

Der unvollendete Stresszyklus
Stressor
ANS Reaktion
Entladung der Stressenergie via SNS
Stressenergie bleibt im Körper
+ + + Stressor + Stressor
Ungleichgewicht
Dysfunktionales Nervensystem
· Chronische Krankheiten
· Depressionen
· Angstzustände und Panikattacken
· Aggressionen
Homöostase

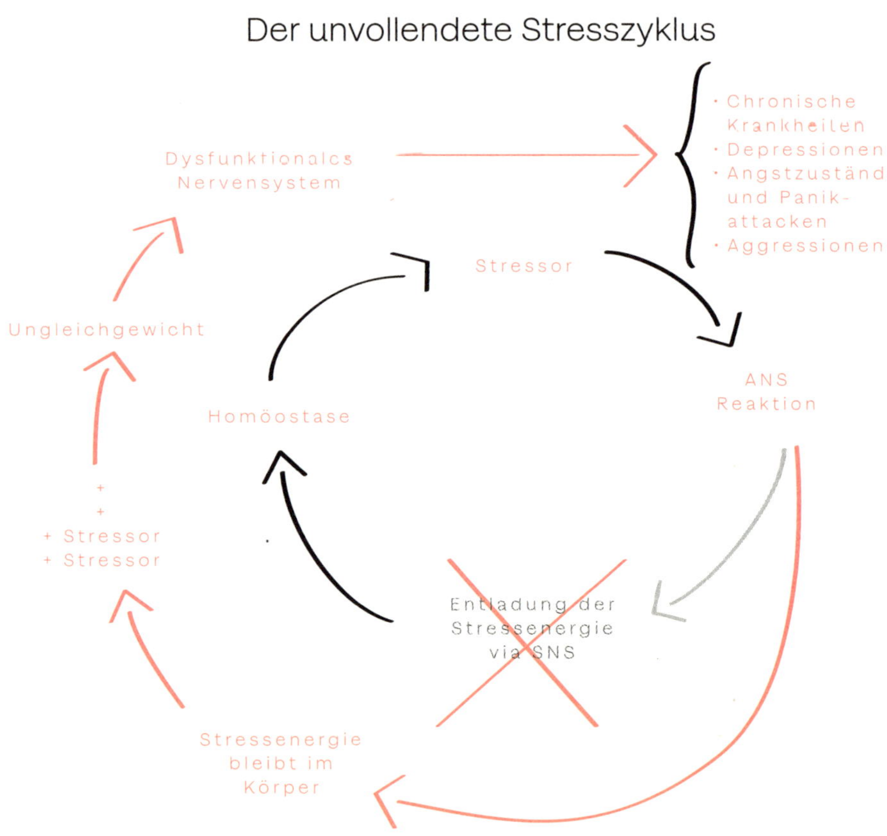

Es wäre halb so wild, käme das nur hin und wieder einmal vor. In unserem Alltag ist es heute aber leider so, dass wir viele dieser Stresszyklen am Tag eröffnen – und damit immer wieder unseren Körper aktivieren und die Gefühle nicht vollständig durchfühlen. Wir können in einer Art unterbewusstem Stress in der Dauerschleife hängen bleiben. Über einen längeren Zeitraum hinweg kann das zu jenen Symptomen führen, die ich oben beschrieben habe.

Es ist allerdings wichtig zu beachten, dass nicht alle Menschen in der gleichen Weise auf Stress reagieren. Einige Menschen können eine beschleunigte und flachere Atmung als Reaktion auf Stress erleben, während andere das Gegenteil erfahren und eine verlangsamte und tiefere Atmung haben. Die individuelle Reaktion auf Stress hängt von vielen Faktoren ab, einschließlich der genetischen Veranlagung und der individuellen Lebenserfahrung.

Kampf

- Endlose Diskussion
- Aggressive Kommunikation
- Hyperaktives Verhalten
- Schreien

Flucht

- Frustration
- Schlafen, sich danach aber erschöpft fühlen
- Andere Menschen meiden

Erstarrung

- Keine Lust, z. B. auf Nachrichten zu antworten
- Keine Hilfe annehmen
- Körper fühlt sich eher steif an

Tipps zum Umgang mit Stress

Es gibt verschiedene Ansätze für einen besseren Umgang mit Stress. Die Grundlage für die Ansätze bildet unter anderem auch die Atmung. Hier einige Ideen dazu:

- **Achtsamkeit:** Achtsamkeitspraktiken wie Meditation, Yoga und Tai Chi können dir helfen, im gegenwärtigen Moment zu verweilen und negative Gedanken oder Emotionen zu fühlen. Wenn wir diese nämlich wahrnehmen, kann sich der Stress auflösen, und du kannst wieder Sicherheit in deinem Körper empfinden.
- **Atmung:** Eine bewusste Atmung unterstützt dich dabei, Stress zu reduzieren und das autonome Nervensystem auszugleichen. Atemtechniken wie die Bauchzwerchfellatmung oder die tiefe Atmung eignen sich wunderbar zur Entspannung (dazu mehr in Kapitel 4).
- **Körperliche Aktivität:** Regelmäßige Bewegung kann dir helfen, Stress abzubauen und die Stimmung zu verbessern. Versuche, regelmäßig Sport zu treiben oder zumindest jeden Tag einige Minuten zu gehen. Optimal sind täglich 10 000 Schritte. Aber auch kleine Bewegungen im Alltag helfen, z. B. zwischendurch immer wieder aufzustehen, wenn du viel im Sitzen arbeitest.
- **Ernährung:** Auch eine ausgewogene Ernährung kann dazu beitragen, Stress zu reduzieren. Sie besteht vor allem aus viel Gemüse und Vollkornprodukten – zuckerhaltige Lebensmittel und Koffein sollten eher die Ausnahme sein, denn sie sorgen dafür, dass unser sympathisches Nervensystem und die damit verbundenen Hormone aktiviert sind, was dann noch mehr Stress im Körper bedeutet.
- **Wasser:** Mein Personal Trainer Arlow hat mir einen leicht einprägsamen Satz mitgegeben: »Zwei vor Zwölf!« Noch heute versuche ich, zwei Liter Wasser vor 12 Uhr mittags zu trinken.
- **Schlaf:** Schlaf ist für viele Menschen nicht mehr selbstverständlich – die Gedanken kreisen und lassen sie nicht zur Ruhe kom-

men. Dabei ist ausreichend Schlaf wichtig für die körperliche und geistige Gesundheit. Am besten versuchst du, mindestens sieben bis acht Stunden pro Nacht zu schlafen.

- **Unterstützung:** Sich von Freundeskreis, Familie oder Kolleg:innen sozial gut unterstützt zu fühlen, kann helfen, weniger Stress zu empfinden. Manchmal ist es nicht die leichteste Übung, darum zu bitten, aber es lohnt sich hineinzuwachsen.
- **Zeitmanagement:** Meist sind unsere To-do-Listen eher zu lang. Ich schreibe mir jeden Tag drei mir wichtige Sachen auf, die ich auf jeden Fall bis zum Abend erledigt haben möchte. Dort stehen zusätzlich Punkte wie Meditation und Atempraxis, um die Selbstfürsorge im Fokus zu behalten. Die drei Sachen lassen mir genug Raum zum Atmen und erlauben mir gleichzeitig, den Tag frei nach meiner körperlichen Verfassung zu gestalten.
- **Körper-/Psychotherapie:** Wenn der Stress überwältigend ist und du nicht allein damit fertig wirst, kann eine Körper-/Psychotherapie helfen. Ich persönlich kann dir beispielsweise Somatic Experiencing (SE®) oder die NeuroAffective Relational Model Therapy (Narm®) empfehlen. Meiner Erfahrung nach reicht eine Gesprächstherapie allein nicht aus. Wir sind inzwischen an einem Punkt, an dem wir viel über uns verstanden haben. Deshalb ist es wichtig, dass wir uns auch auf körperlicher Ebene Klarheit verschaffen.

Hormonsystem und Atmung

Unsere Atmung ist nicht nur mit dem Nerven-, sondern auch mit dem Hormonsystem eng verbunden. Durch tiefes Atmen und bewusstes Ausatmen können wir unseren Körper beruhigen und das Hormonsystem regulieren. Eine bewusste Atmung kann dazu beitragen, die Produktion von Stresshormonen zu reduzieren und die Freisetzung körpereigener Glückshormone zu fördern. Es ist wichtig zu beachten, dass die Hormonregulation durch Atmung ein komplexes Thema ist und von vielen Faktoren abhängt. Eine regelmäßige Atempraxis kann jedoch das Hormonsystem stabilisieren und eine gesunde Balance im Körper fördern.

Die Nebennieren: Kleine Drüsen mit großer Bedeutung

Eine wichtige Rolle spielen in diesem Zusammenhang die Nebennieren. Die kleinen endokrinen Drüsen liegen direkt an den Nieren und haben Einfluss auf die Regulierung von Stress, Atmung und Hormonproduktion. Bei Stress produzieren die Nebennieren eine Vielzahl von Hormonen, wie Adrenalin und Cortisol. Bei chronischem bzw. anhaltendem Stress setzt eine vermehrte Produktion von Cortisol ein, das auch als Stresshormon bekannt ist. Cortisol erhöht den

Blutzuckerspiegel und den Blutdruck, was dem Körper zusätzliche Energie und Kraft gibt, um mit Stress umzugehen. Zudem ist das Hormon wichtig für die Regulierung des Immunsystems und es hilft dem Körper, Entzündungen zu bekämpfen. Eine Störung der Nebennieren kann zu einer Vielzahl von Problemen führen, darunter Hormonungleichgewichte, Bluthochdruck und Stoffwechselstörungen. Je älter wir werden, desto mehr Probleme können auftreten, beispielsweise ausgeprägte Symptome in den Wechseljahren. Die Nebennieren spielen auch eine wichtige Rolle bei der Atmung, da sie das Hormon Adrenalin produzieren. Dieses erhöht den Herzschlag und weitet die Atemwege, was zu einer erhöhten Sauerstoffaufnahme führt und den Körper auf körperliche Aktivität vorbereitet.

In jungen Jahren sind wir leistungsstärker und können Stress leichter handhaben. Mit zunehmendem Alter verändert sich der Stoffwechsel und damit auch der Hormonhaushalt. Im Alter von Anfang 20 bis Mitte 30 habe ich mich in meinem Job absolut verwirklicht. Gleichzeitig hatte ich dabei leider wenig Gespür für meinen Körper und habe Schmerzsignale bzw. Phänomene im Körper nicht ernst genommen. Im Gegenteil: Ich war frustriert, dass mein Körper nicht in der Geschwindigkeit mithalten konnte, in der mein Geist neue Ideen entwarf. Mit Ende 30 bekam ich das dann stark zu spüren. Geholfen hat mir hier die Betrachtungsweise der Traditionellen Chinesischen Medizin (TCM).

Ein kurzer Ausflug in die TCM

In der TCM gibt es im Gegensatz zur westlichen Medizin kein spezifisches Konzept der Nebennieren. Stattdessen wird der Zustand der Nebennieren in der TCM durch die Bewertung anderer Körperfunktionen und Symptome bestimmt. Wenn in der TCM von »leeren Nebennieren« die Rede ist, kann dies darauf hinweisen, dass die Körperenergie (Qi) und das Blut im Körper erschöpft sind. In der TCM wird angenommen, dass die Nebennieren in einem engen Zusammenhang mit der Nierenfunktion stehen, da sie gemeinsam das Yin und Yang im Körper regulieren. Yin und Yang beschreiben in der TCM die Polaritäten und Gegensätze im Universum. Nach der Philosophie der TCM sind Yin und Yang für unser inneres Gleichgewicht verantwortlich. Befinden sich beide in Balance, entstehen Harmonie, Gesundheit, Zufriedenheit und Glück. Ist das Yin der Nieren erschöpft, kann dies zu einem Mangel an Yin in den Nebennieren führen, was wiederum zu einem Mangel an Energie und einem Ungleichgewicht im Körper führen kann. Ein Mangel an Yin in den Nebennieren kann sich in der TCM in Symptomen wie Müdigkeit, Schlaflosigkeit, trockener Haut und trockenem Mund, verminderter Libido, Schwindel und Ohrensausen zeigen.

Weiter wird in der TCM angenommen, dass Lunge und Nieren eng miteinander verbunden und gemeinsam für die Atmungsfunktionen des Körpers verantwortlich sind. Die Nebennieren spielen eine wichtige Rolle in diesem System, da sie Hormone produzieren, die die Atemfunktion regulieren. Wenn die Nebennieren in der TCM erschöpft sind, kann dies ein Ungleichgewicht im Körper zur Folge haben, das sich in Symptomen wie Kurzatmigkeit, Atemnot, Husten und Asthma manifestieren kann. Es wird angenommen, dass ein Mangel an Yin in den Nieren und in den Nebennieren die Lungenfunktion beeinträchtigen kann, da das Yin für die Feuchtigkeit und Kühlung des Körpers verantwortlich ist, während die Lunge für die Atmung und die Aufnahme von Feuchtigkeit aus der Umgebungsluft zuständig ist.

Schon lange ist es mir wichtig, meine Nebennieren zu unterstützen. Ich mache jedes Jahr ein umfassendes Blutbild und lasse mir von einem Spezialisten der Immunologie Nahrungsergänzungsmittel empfehlen, die genau auf mich abgestimmt sind. Ich möchte nicht einfach willkürlich zusätzliche Vitamine und dergleichen mehr einnehmen, sondern gezielt das supplementieren, was mir fehlt. Deshalb gebe ich heute lieber Geld für ein großes Blutbild bei einem Fachmenschen aus, um eine bessere Balance meiner Hormone zu erreichen.

Schmerz, Hormone und Atmung

Schmerzen kennt jede:r von uns – oft beeinträchtigen sie die Lebensqualität erheblich. Schmerz variiert in seiner Intensität und Dauer je nach Ursache und individueller Empfindlichkeit. Mal ist er stechend, mal pochend, mal grell oder auch brennend. Fachleute beschreiben Schmerz als ein unangenehmes Sinneserlebnis, das durch schädigende Reize ausgelöst wird oder als Warnsignal des Körpers bei drohenden Schädigungen dient. Wenn unser Körper aus dem Gleichgewicht gerät und wir lange vorher die Zeichen des Körpers nicht wahrgenommen haben oder wahrnehmen konnten, reagiert der Körper irgendwann mit Schmerz. Es ist ein weiterer Alarm, ein Signal, das sagt: »Hör bitte damit auf«, »Mach etwas anders« oder »Lass das«. Je nach deinen persönlichen Erfahrungen wählst du in aller Regel die Kompensationsstrategien, die dir am schnellsten helfen, um den Schmerz zu regulieren.

Unabhängig von der Form des Schmerzes schüttet dein Körper Stresshormone wie Adrenalin und Cortisol als natürliche Schmerzmittel aus. Sie binden sich an die Opioidrezeptoren im Gehirn und können so die Schmerzwahrnehmung verringern. Ich erinnere mich, dass ich vor vielen Jahren nach einem Sturz beim Skifahren noch den kompletten Weg nach unten ins Tal mit meinen Skiern gelaufen bin. Wie sich später herausstellte, war mein Knie stark verletzt – aufgrund der Stresshormone hatte ich das vorher gar nicht gemerkt!

Bei Schmerzen – egal ob chronisch oder akut – verändert sich auch die Atmung. Vielleicht hat dir in einem schmerzhaften Moment auch schon mal jemand gesagt, dass du atmen sollst. Das allerdings ist in diesem Augenblick leichter gesagt als getan. Um in den Schmerz zu atmen, müssen wir stark darauf vertrauen, dass er dann nicht noch schlimmer wird.

Wenn Schmerzen chronisch werden, kann dies zu einer anhaltenden Verkrampfung der Muskulatur führen, was wiederum den Schmerz verstärkt und die Genesung behindert. Ich hatte über 30 Jahre lang kontinuierliche Kopfschmerzen. So richtig bemerkt habe ich sie allerdings erst, als ich in meiner ersten Gesangsunterrichtsstunde mit Mitte 30 eine Atemübung machte. Mein Kopf fühlte sich plötzlich anders an. Ich konnte es kaum fassen, dass er immer angespannt gewesen war und ich ständig Spannungskopfschmerzen gehabt hatte. Nur kurz vor meinen Tagen, wenn die Kopfschmerzen eher migräneartig waren, habe ich sie damals mitbekommen. Über die Jahre meiner dann folgenden Atempraxis hatte ich bessere und schlimmere Tage. Gerade in der Atemtrainer:innen-Ausbildung war es teilweise unerträglich. Heute – Jahre später – bin ich so gut wie frei von Kopfschmerzen. Noch immer treten sie auf, wenn ich mich selbst unter Druck setze, etwa beim Schreiben dieses Buchs. In dieser Zeit kamen sie immer wieder als Körpererinnerung zurück – das war teilweise wirklich nervig, doch gleichzeitig durfte ich mich noch ein Stück tiefer kennenlernen und wachsen. Ich war in der ganzen Buchschreibzeit meine eigene beste Klientin. Die ganze Geschichte teile ich mit dir im Podcast (siehe S. 269).

Atmung ist ein wichtiger Weg, um solche Muskelverspannungen zu lösen und den Schmerz zu lindern – und da ist es egal, ob es sich um Rückenschmerzen, Nacken- oder Kopfschmerzen handelt. Durch eine tiefe, regulierende Bauchzwerchfellatmung, wie ich sie in Kapitel 4 beschreibe (siehe ab S. 161), kann der Körper in einen entspannten Zustand gebracht werden, was wiederum die Durchblutung und den Sauerstofftransport verbessert und eine positive Auswirkung auf den Heilungsprozess hat. Tiefe Atmung kann auch das parasympathische Nervensystem aktivieren, das für die Regulierung der Entspannung und Verdauung verantwortlich ist. Dies kann dazu beitragen, dass der Körper wieder in einen ausgeglichenen Zustand gelangt, was die Schmerzen lindert und die Genesung unterstützt.

Ein Wort zum »Schmerz«

Seit vielen Jahren stört es mich, das Wort »Schmerz« zu verwenden. Ich habe mich hier im Buch ganz bewusst dafür entschieden, weil es umgangssprachlich benutzt wird und du sofort weißt, wovon ich spreche. Gleichzeitig fühlte es sich immer irgendwie falsch an, es zu verwenden. Ich habe es häufig ziemlich umständlich umschrieben. Neulich durfte ich bei einer Unterhaltung mit Anne, einer Intesoma®-Breathwork-Studentin, ein neues Wort lernen. Seither benutze ich anstelle von Schmerz das Wort »Körperphänomen«. Phänomen wird in der somatischen Psychologie und Therapie häufig verwendet, um Schmerz oder andere unangenehme körperliche Empfindungen zu beschreiben. Es bezieht sich auf die Tatsache, dass es nicht nur um isolierte Empfindungen geht, sondern dass sie auch von anderen Körperempfindungen begleitet werden können, etwa von Muskelverspannungen, Herzklopfen oder Atembeschwerden. Durch die Verwendung des Begriffs »Körperphänomen« kann ich persönlich besser verdeutlichen, dass körperliche Empfindungen mehr sind als nur Schmerz und dass sie oft in Beziehung zu anderen Körperempfindungen stehen. Diese Betrachtungsweise hilft, den Körper als Ganzes ins Zentrum der Aufmerksamkeit zu rücken und eine ganzheitliche Herangehensweise an die Behandlung körperlicher Beschwerden zu fördern. Darüber hinaus kann die Verwendung des Begriffs »Körperphänomen« auch dazu beitragen, dass Schmerz und andere unangenehme körperliche Empfindungen weniger stigmatisiert werden. Wenn man Schmerz als ein normales Körperphänomen betrachtet, das Teil des menschlichen Erfahrungsspektrums ist, kann dies dazu beitragen, dass Betroffene weniger das Gefühl haben, mit ihren Beschwerden allein dazustehen. Du kannst ja für dich entscheiden, was in deiner Sprache besser für dich passt.

Ich hatte schon viele Klient:innen mit chronischen Körperphänomenen bei mir. Es ist kein Versprechen, dass sie mit regelmäßigen Atemübungen komplett verschwinden, aber besser werden sie in den meisten Fällen, weil du bewusster mit deinem Körper und deinen Alltagsroutinen wirst. Es ist ein Weg, der vielleicht manchmal auch Abschiede von liebgewonnenen Routinen bedeutet – Routinen, die sich dann allerdings häufig als hinderlich bei der Heilung herausgestellt haben.

»Atmen ist
der Rhythmus
des Lebens.
Es erinnert uns
daran, dass jeder
Atemzug eine neue
Chance ist.«

Christine Schmid

Gefühle und Wohlbefinden

Das Thema Gefühle und Emotionen beschäftigt mich seit vielen Jahren. Definitiv habe ich einige Zeit meine Gefühle und Emotionen »gedacht«. Ja, du hast richtig gelesen. Wenn ich auf mein Leben zurückblicke, war ich lange nicht anwesend in meinem Körper, ich habe kaum »gefühlt«. In der Psychologie nennt man das Dissoziation. Um einfach zu erklären, was damit gemeint ist, bringe ich hier den Gegenspieler der Dissoziation ins Spiel: die Assoziation.

Assoziation und Dissoziation

Die meisten Vorgänge in unserem Körper – vor allem im Gehirn – funktionieren über Assoziation. Assoziation bezieht sich auf das Verbinden von Ideen, Gedanken oder Vorstellungen aufgrund von Ähnlichkeiten, Kontext oder persönlichen Erfahrungen. Dieser natürliche und grundlegende Prozess im menschlichen Denken ermöglicht es uns, Informationen zu organisieren und zusammenzuführen. Wenn wir beispielsweise das Wort »Hund« hören, können wir automatisch eine Assoziation zu anderen Begriffen wie Haustier, Bellen, Futter oder auch zu einem bestimmten Hund, den wir kennen, herstellen. Unser Gehirn ist so angelegt, dass es in assoziativen Ketten funktioniert. Assoziationen können bewusst oder unbewusst sein und sowohl angenehme als auch unangenehme Gefühle auslösen. Ebenfalls können sie durch äußere Reize wie Gerüche, Bilder oder Klänge in Gang gesetzt werden. Die Art und Weise, wie Menschen assoziieren, kann von kulturellen, sozialen und individuellen Faktoren beeinflusst werden. Assoziationen sind auch ein wichtiger Bestandteil des kreativen Denkens: Sie können dazu beitragen, neue Ideen und Perspektiven zu generieren.

Von einer Dissoziation spricht man, wenn eine Assoziation plötzlich unterbrochen wird, etwa durch ein Geschehnis im Außen. Dann zerfällt die Einheit des Erlebens in Fragmente. Dissoziation entsteht so gut wie immer bei allen Arten von Trauma. Meist geht der Prozess mit dem Körpererleben der Erstarrung einher. Das bedeutet, dass man im Moment des Erlebens nicht ausreichend innere Kapazität hat, um das Erleben zu fühlen. Stattdessen tritt man gewissermaßen aus sich heraus, steht neben sich oder geht aus der Verbindung, um sich so von einer Person oder einer Situation zu distanzieren. Meist verändern sich damit auch das Zeit-Raum-Verhältnis und die Sinneswahrnehmung. Das Intensivste an Dissoziation, das ich immer wieder in der Zusammenarbeit mit Klient:innen erlebe, ist, dass diese wenig oder gar keinen Zugang zu ihrem Körper haben. Den Zugang zu unserem Körper können wir schon sehr früh in unserem Leben verlieren, etwa wenn wir als Baby zu wenig Körperkontakt und Zuwendung bekommen. Dissoziation ist vielschichtig und kann auch bedeuten, von bestimmten Erinnerungen oder Emotionen abgespalten zu sein. Das Thema ist in der Psychologie sehr komplex, es gibt einiges an Fachliteratur darüber, falls es dich eingehender interessiert. Ich stelle es hier aus meiner Erfahrung mit meinen Klient:innen dar.

In der Atempraxis geht es darum, die innere Kapazität wieder weiter auszubauen. Der Begriff »Kapazität« bezieht sich allgemein auf die Fähigkeit oder die Grenze eines Systems, eine bestimmte Menge an Informationen, Daten, Energie oder Substanzen aufzunehmen, zu speichern oder zu verarbeiten. Von unserem Computer kennen wir das nur zu gut. Beispielsweise kann die Kapazität des Arbeitsspeichers die maximale Menge an Daten bestimmen, die er gleichzeitig verarbeiten kann. Bei uns Menschen bezieht sich die Kapazität auf den Raum im Körper und Nervensystem, der uns zur Verfügung steht. Vergleicht man diesen mit unserem Stresstoleranzfenster (siehe S. 96), so ist es der Bereich, in dem wir in der Lage sind, präsent zu sein mit dem, was ist – mit unseren Emotionen, Empfindungen und Spannungen im Körper. Alles, was das Nervensystem beeinträchtigt, wirkt sich auf unsere Kapazität aus. Wenn wir keine Kapazität haben, neigen wir dazu, uns zu dissoziieren, uns abzulenken (Auto-Regulation), uns überfordert zu fühlen und »überzureagieren«. Deshalb ist es wichtig, unsere Kapazität zu respektieren und wenn möglich erst aufzubauen, sodass wir die Fähigkeit, zu fühlen und unseren Körper wahrzunehmen, wiedererlangen.

Was versteht man unter Emotionen?

Der US-amerikanische Psychologe Paul Ekman hat viel zum Thema Emotionen geforscht und sieben Basisemotionen empirisch nachgewiesen, die kulturunabhängig erkannt werden: Freude, Angst, Wut, Überraschung, Ekel, Trauer und Scham. In manchen Lehren findet man auch noch eine achte Emotion, die Verachtung.

Emotionen sind komplexe Phänomene, die im Körper entstehen und auf eine subjektive Interpretation von körperlichen Empfindungen zurückzuführen sind. Wenn wir eine Situation erleben, verspüren wir zunächst reine physische Empfindungen wie Kontraktionen, Hitze oder Kälte in bestimmten Bereichen des Körpers. Diese Empfindungen werden dann von der Insula – einem Teil der Großhirnrinde – überprüft und mit dem wahrgenommenen Kontext abgeglichen. Dieser Kontext umfasst unter anderem die aktuelle Situation, vergangene Erfahrungen sowie Konditionierungen. Basierend auf dieser Überprüfung und dem Abgleich mit dem Kontext gibt die Insula den Empfindungen eine Bedeutung, und wir erfahren Gefühle. Das Ganze ist also eine komplexe Kombination aus Empfindungen, Kontext und Interpretation.

Diese Interpretation basiert auf unseren Erfahrungen. Diese führen dazu, dass wir auf bestimmte Reize und Situationen mit automatisierten und erlernten Reaktionen reagieren, die uns in Handlungsbereitschaft versetzen, um uns auf mögliche Gefahren oder Chancen vorzubereiten. Diese Reaktionen sind häufig emotional geprägt und können von Angst oder Freude bis hin zu Wut oder Trauer reichen. Gleichzeitig sind Emotionen auch Ganzkörperphänomene, die mit Körpersensationen und physiologischen sowie hormonellen Prozessen einhergehen. Wenn wir beispielsweise Angst empfinden, kann dies zu einem erhöhten Herzschlag, Schwitzen oder einem erhöhten Adrenalinspiegel führen. Diese körperlichen Reaktionen werden vom sympathischen Nervensystem ausgelöst und sind eine wichtige Vorbereitung für den Körper, um schnell auf Reize in der Umwelt reagieren zu können, was unsere Erfolgs- und Überlebenschancen verbessert.

Emotionen erleichtern es uns aber auch, Informationen zu bewerten und Entscheidungen zu treffen. Wenn wir beispielsweise Freude empfinden, sind wir eher bereit, Risiken einzugehen und uns neuen Erfahrungen zu öffnen. Wenn wir hingegen Ärger empfinden, können wir schneller und präziser handeln und uns in schwierigen Situationen durchsetzen.

Last but not least helfen uns Emotionen dabei, in Verbindung zu gehen. Sie geben uns wichtige Informationen darüber, wie andere Menschen sich fühlen und wie wir am besten mit ihnen interagieren können. Wenn wir beispielsweise Trauer bei einem anderen erkennen, können wir Mitgefühl zeigen und Trost spenden. Wenn wir hingegen Freude bei einem anderen erkennen, können wir gemeinsam lachen und uns freuen. In meiner Arbeit erlebe ich zwei wichtige Sachen: Zum einen können wir wieder mit unserem Körper und unseren Gefühlen in Verbindung kommen und zum anderen können wir wieder lernen, Emotionen zu regulieren. Wir sprechen dann im Breathwork davon, dass es uns wieder möglich ist, uns durch die Emotion hindurchzufühlen.

Das limbische System

Blicken wir auf die Evolution unseres Gehirns, so war zunächst das Stammhirn da. Erst viel später hat sich das limbische System gebildet. Das limbische System ist eine Gruppe von Gehirnstrukturen, die eng miteinander vernetzt sind und eine wichtige Rolle bei der Verarbeitung von Emotionen, Erinnerungen und Motivationen spielen. Dazu gehören unter anderem der Hippocampus, die Amygdala, der Gyrus cinguli, der Nucleus accumbens und der Hypothalamus. Das limbische System verbindet sensorische Eingänge von verschiedenen Regionen des Körpers mit emotionalen Reaktionen und koordiniert motorische Antworten. Es ist auch an der Regulation von Hormonen und vegetativen Funktionen beteiligt, etwa am Herz-Kreislauf- und am Verdauungssystem. Das limbische System wird oft als emotionales Gehirn bezeichnet, da es stark mit der Verarbeitung von Emotionen und der Entstehung von Motivation verbunden ist. Das limbische System und die Amygdala spielen eine entscheidende Rolle bei der Entstehung und Regulation von Angstreaktionen im Körper.

Das limbische System ist ein Netzwerk von Gehirnstrukturen, das für die Regulation von Emotionen, der Gedächtnisbildung und der Motivation verantwortlich ist. Es interagiert mit anderen Hirnregionen, um die Reaktion auf potenzielle Gefahren zu koordinieren und eine angemessene Anpassung an die Umwelt zu ermöglichen.

Die Amygdala ist eine mandelförmige Struktur im Gehirn und Teil des limbischen Systems. Sie ist maßgeblich an der Verarbeitung von Emotionen beteiligt, insbesondere bei der Entstehung von Angst. Die Amygdala erhält Informationen aus verschiedenen Sinneskanälen. Schätzt sie eine Situation als bedrohlich ein, initiiert sie eine kaskadenartige Reaktion, die in einer Angstreaktion mündet.

Da das limbische System auf die Wahrnehmung von Bedrohungen eingestellt ist, kann es noch empfindlicher auf bestimmte Umgebungen reagieren, wenn wir ein Trauma erlebt haben, das Angst verursacht – selbst wenn die Person wieder »in Sicherheit« ist.

Das limbische System kann auch bei der Entstehung und Aufrechterhaltung von Beziehungen und Freundschaften eine Rolle spielen.

Das als Bindungshormon bekannte Oxytocin wird im limbischen System produziert und spielt eine Rolle bei der Entstehung von Bindungen und Vertrauen. Das Hormon wirkt auch als Neurotransmitter direkt im Gehirn und löst ein positives Empfinden aus. In einer Studie (11) wurde der komplexe Zusammenhang näher erforscht.

Emotionen sollen uns in Bewegung bringen. Im englischen Begriff *emotion* ist die Bewegung *(motion)* sogar enthalten. Unser Körper reagiert auf eine bestimmte Situation mit Emotionen. Wenn etwa ein Bus im Straßenverkehr direkt auf mich zugerast kommt, ist es wichtig, dass mein Körper direkt reagiert und mein Leben sichert. Die Emotion hilft mir, in Bewegung zu kommen und wegzulaufen. Im Zusammenspiel mit unserer Kultur und Gesellschaft haben wir alle bestimmte Verhaltensmuster gelernt. Unser Körper ist darin geübt zu erkennen, was für ihn gefährlich sein könnte und was nicht.

Neurozeption: Was wir unbewusst wahrnehmen

Zusätzlich findet im Körper kontinuierlich Neurozeption statt. Der Begriff wurde von Stephen W. Porges, einem Professor für Psychiatrie, geprägt. Neurozeption bedeutet unbewusstes Wahrnehmen. Das größte Anliegen unseres Nervensystems ist es, uns Sicherheit zu schenken und unser Überleben zu sichern. Bei der Neurozeption »scannt« unser Nervensystem alle Informationen aus dem Körper und der Umgebung und verarbeitet sie – 24 Stunden am Tag. Die Informationen werden in den primitiven Hirnarealen eingeschätzt und lösen ganz automatisch eine extrem schnelle Reaktion aus. Reiz und Reaktion erfolgen direkt aufeinander, ganz ohne Nachdenken.

Unser Gehirn hat über die Jahre gelernt, Situationen als sicher oder gefährlich einzustufen. Das bedeutet, dass neue Situationen abhängig von den Erfahrungen in der Vergangenheit eingeschätzt werden – diese dienen also als eine Art Blaupause. Die aktuelle Situation wird vom Körper gescannt. Ähneln zwei oder drei Punkte einer früheren

Situation, reagiert der Körper so, wie er es gelernt hat, und meldet beispielsweise Gefahr. Wir reagieren also nicht auf die Situation heute, sondern gemäß unseren Erfahrungen und dem damals gelernten Verhalten. Besonders in (Liebes-)Beziehungen reagieren wir auf das Heute häufig mit Mustern aus der Vergangenheit.

Die Illustration gegenüber zeigt noch einmal bildlich, wie dieser neurobiologische Prozess abläuft:

Im Inneren des Körpers überwacht die Neurozeption verschiedene physiologische Zustände und Vorgänge. Dazu gehören beispielsweise der Herzschlag, der Blutdruck, die Körpertemperatur, der Hormonspiegel und die Verdauungsfunktionen. Das autonome Nervensystem, insbesondere das sympathische Nervensystem, reagiert auf Veränderungen in diesen internen Zuständen und passt die Körperfunktionen an, um das Gleichgewicht und die Homöostase aufrechtzuerhalten.

Im Außenbereich des Körpers registriert die Neurozeption sensorische Reize aus der Umwelt. Das können visuelle, auditive, olfaktorische (Geruch), gustatorische (Geschmack) und taktile (Berührung) Reize sein. Diese Reize werden von den Sinnesorganen aufgenommen und über spezialisierte Nervenbahnen an das autonome Nervensystem weitergeleitet.

Wenn wir in Beziehung oder Kontakt mit anderen Menschen gehen, kommt die Neurozeption ins Spiel, um subtile Signale der sozialen Interaktion wahrzunehmen. Das autonome Nervensystem ist in der Lage, nonverbale Hinweise wie Körperhaltung, Gestik, Mimik und Tonfall der Stimme zu erkennen und zu interpretieren. Es registriert auch die emotionalen Signale anderer Personen, wie zum Beispiel Anspannung, Entspannung, Freude oder Angst. Diese neurozeptionellen Signale dienen dazu, uns Informationen über den Zustand anderer Menschen und unserer Umgebung zu vermitteln. Sie können unser eigenes autonomes Nervensystem beeinflussen und zu einer physiologischen Reaktion führen, wie zum Beispiel einer erhöhten Herzfrequenz oder einer Veränderung der Atemfrequenz. Diese subtilen Reaktionen können dazu beitragen, unsere sozialen Beziehungen und Interaktionen zu gestalten und beeinflussen, ob wir uns in einer bestimmten Situation sicher, entspannt oder bedroht fühlen.

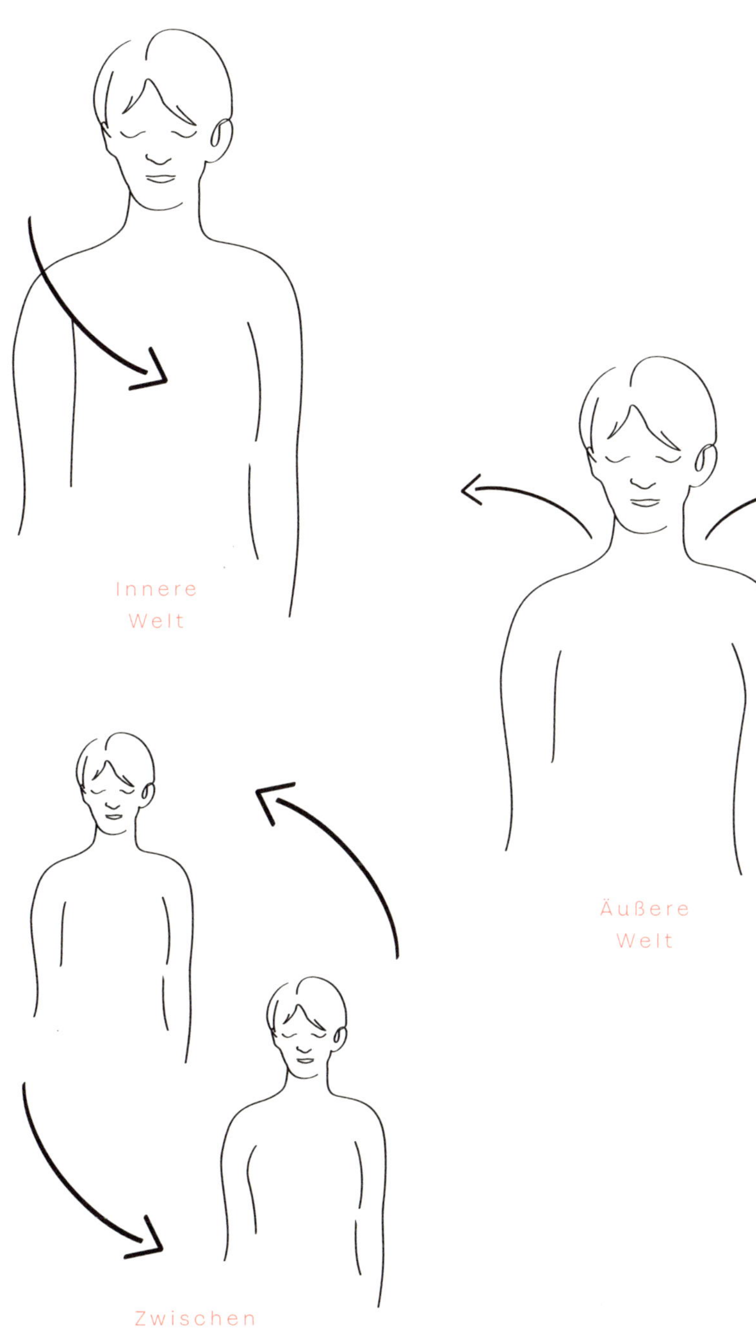
Innere
Welt
Äußere
Welt
Zwischen
Beziehungen

Das Konzept der 90-Sekunden-Emotion

Eine Emotion dauert im Durchschnitt 90 Sekunden – kannst du dir das vorstellen? Ich habe es selbst kaum geglaubt, als ich es gelesen habe. Wenn mich jemand gefragt hätte, hätte ich eher auf zwei Stunden getippt. Die Neurowissenschaftlerin Dr. Jill Bolte Taylor hat dieses Phänomen zum ersten Mal beschrieben. Sie erläuterte in ihrem Buch »Mit einem Schlag«: »Reagiert ein Mensch auf etwas in seiner Umgebung, löst dies einen körperlichen Prozess aus, der 90 Sekunden dauert. Die darauf folgende emotionale Reaktion fußt meist auf der unbewussten Entscheidung, in der emotionalen Schleife zu verweilen.« Sie stellte fest, dass bei einer emotionalen Reaktion ein chemisches Signal im Körper erzeugt wird, das innerhalb von etwa 90 Sekunden seinen Höhepunkt erreicht und danach langsam abklingt. Dieses Signal ist eine Kombination aus Hormonen und Neurotransmittern, die im Körper ausgeschüttet werden.

Weiterführende Studien haben gezeigt, dass das Konzept der 90-Sekunden-Emotion auf das limbische System (siehe S. 120) zurückzuführen ist. Dieser Gehirnbereich sendet Signale an den Körper, um auf eine bestimmte Emotion zu reagieren. Diese Signale können eine Reihe von körperlichen Empfindungen wie einen schnelleren Herzschlag, eine schnellere Atmung, einen erhöhten Blutdruck und eine größere Muskelspannung verursachen. Werden die Signale jedoch nicht verstärkt oder weiter gepflegt, klingen sie innerhalb von etwa 90 Sekunden ab und die emotionale Reaktion lässt nach.

Das Konzept der 90-Sekunden-Emotion bedeutet allerdings nicht, dass du nach 90 Sekunden vollständig von einer Emotion befreit bist, sondern nur, dass der körperliche Aspekt der Emotion danach abklingt und du dann die Wahl hast, ob du die Emotion weiter pflegen oder bewusst anders auf sie reagieren möchtest. Welche Wahl wir treffen, wird von unserer Biografie, unseren Erfahrungen, unserer inneren Kapazität und unserer Selbstregulationsfähigkeit beeinflusst. Das hängt vor allem mit unseren gelernten Verhaltensmustern aus der Vergangenheit zusammen. Sie sind nicht nur im Hirn, in den Zellen gespeichert, sondern beispielsweise auch in Muskeln und Faszien. Was auch sinnvoll ist: Muss der Körper schnell auf eine gefährliche Situation reagieren, wird alles in ihm hochgefahren. Der Atem verändert sich, eventuell hältst du ihn an oder wechselst zur Brustatmung durch den Mund. So kannst du deinen Körper stärker aktivieren. Dein Puls, dein Herz-Kreislauf-System läuft auf Hochtouren. Deine Muskeln spannen sich an. All das passiert, wenn sich der Körper nicht sicher, sondern gestresst fühlt. Du kannst dir also vorstellen, dass Erfahrungen und Erlebnisse aus der Vergangenheit in unserem kompletten Körper gespeichert sind, um unser Überleben zu sichern und damit wir aus Erfahrungen lernen können.

Durch den Atem lernen, sich wieder sicher zu fühlen

Im Breathwork blicken wir auf den Körper und den Atem. Wenn sich der Körper in der Vergangenheit nicht sicher fühlte, vielleicht auch über einen längeren Zeitraum hinweg, zeichnet sich das auch im Atemmuster ab. Im Breathwork sprechen wir über emotionale Atemräume im Körper. Wenn wir uns nicht sicher fühlen, atmen wir in diese Teile des Körpers ziemlich sicher nicht. Wir halten beispielsweise die Luft an und schaffen damit Enge im Körperraum.

Ich hatte eine Klientin, die als Kind über Jahre sehr starke Angst und Scham ihrem zehn Jahre älteren Bruder gegenüber hatte. So empfand sie vor allem, wenn die Eltern unterwegs und die beiden allein waren, was häufiger vorkam. Ihre Eltern waren beide berufstätig und oft nicht zu Hause, sie überließen dem älteren Sohn also die Verantwortung. Meine Klientin lernte damals, sich im Haus der Familie zu verstecken. Damit sie auch wirklich nicht von ihm gefunden und damit sie in Ruhe gelassen wurde, lernte sie zusätzlich, den Atem anzuhalten. Als ich anfing, mit ihr zu arbeiten und ihren Atem im Ruhezustand analysierte, atmete sie kaum. Es steckte nach wie vor so viel Angst in ihrem Körper, dass es für sie ein langer Prozess war, wieder zu lernen, wie es sich anfühlt, Lebensenergie in den Körper einfließen zu lassen und sich dort sicher zu fühlen.

Den Körper durch die TCM-Brille betrachten

Es gibt verschiedene Modelle, die den Körper in Verbindung mit den Emotionen beschreiben, darunter auch in der Traditionellen Chinesischen Medizin (TCM) und im Ayurveda. In beiden Traditionen sind bestimmte Emotionen mit bestimmten Körperregionen oder Organen verknüpft. Ich möchte dir hier das entsprechende Modell aus der TCM etwas näher erläutern.

Breathworker:innen, die Atemanalysen machen, haben meistens eine bestimmte Grundlage und entwickeln sich von da aus dann weiter. Es ist, als würde man eine eigene Sprache erlernen. Gerade wenn du am Anfang stehst, gibt es einige Ressourcen, die dir helfen, besser auf deinen Körper zu hören, bevor er laut vor Schmerzen aufschreit.

Auch für mich persönlich war es eine Zeit lang hilfreich, die Sprache meines Körpers wieder zu erlernen und meine Bedürfnisse so besser zu verstehen. Mittlerweile erlaube ich mir immer wieder aufs Neue, meinem Körper zuzuhören – in Stille dazusitzen und zu lauschen, was er mir zu sagen hat. So fiel es mir immer leichter, die Pause zwischen Reiz und Reaktion auszudehnen und meine Selbstregulation zu vertiefen. Früher fand ich es extrem nervig, Kopf- oder Nackenschmerzen zu haben. Heute merke ich frühzeitig, was mich stresst. Unsere Körper ist in meinen Augen so unglaublich faszinierend und intelligent. Wie gesagt, es braucht Zeit, Freude und Lust, die Körpersprache zu erlernen. Und es lohnt sich!

Von zentraler Bedeutung in der TCM ist das Prinzip des Qi, auch Chi geschrieben. Das Qi wird als lebenswichtige Energie betrachtet, die an Energiebahnen oder Meridianen entlang durch den Körper fließt und alle Zellen, Organe und Körperfunktionen versorgt. Es wird angenommen, dass ein ausgewogener Fluss des Qi die Gesundheit fördert, während ein blockierter oder gestörter Fluss des Qi zu Krankheiten führen kann. Die Energie in unserem Körper lässt sich wie ein Flussbett beschreiben. Wenn nach einem starken Regenfall Schlamm, Müll und Steine hineingeschwemmt wurden, kann das Wasser nicht ungestört dort fließen und staut sich.

Ein weiteres wichtiges Konzept in der TCM ist die Vorstellung, dass Emotionen den Fluss des Qi beeinflussen können. Wenn Emotionen nicht verarbeitet, nicht vollständig gefühlt, sondern unterdrückt werden, kann dies zu Blockaden im Energiefluss führen. Das hat dann wiederum oft körperliche Beschwerden und Schmerzen zur Folge. Die Körperrückseite ist ebenfalls mit Emotionen verbunden, allerdings in ihrer Schattenseite: Dort können mögliche Glaubenssätze oder Erfahrungen gespeichert sein. Bei unteren Rückenschmerzen kann das Thema beispielsweise eine gestörte, erschütterte Verbindung zu Mutter Erde sein. Die Mutterthemen, die nicht unbedingt etwas mit der physischen Mutter zu tun haben müssen – fehlende Fürsorge, schmerzvolle Erfahrungen mit fehlender liebevoller und bedingungsloser Versorgung u. Ä. –, könnten hier relevant sein. Ich stelle dies auf der folgenden Doppelseite als grafische Übersicht ganz vereinfacht als Räume im Körper mit den jeweiligen möglichen Emotionen dar, um es optisch greifbar zu machen. Mir ist wichtig, dass es immer nur um Möglichkeiten geht. Meine Erfahrung hat gezeigt, dass meine Klient:innen während der Atemanalyse immer selbst spüren, was für sie in Resonanz geht und wie ihre Wahrheit ist.

Wie bereits erwähnt, sind Yin und Yang Begriffe aus der TCM, die die Polaritäten und Gegensätze im Universum beschreiben. Im Körper repräsentiert Yin das ruhige, kühle und feuchte Prinzip, während Yang das aktive, warme und trockene Prinzip darstellt. Im Körper sind die Yin-Organe diejenigen, die Substanzen produzieren und speichern, etwa Leber, Milz und Nieren. Die Yin-Seite des Körpers wird auch mit den weiblichen Aspekten in Verbindung gebracht, etwa mit der Fähigkeit zur Empfängnis und Nahrungsaufnahme. Die Yang-Organe sind hingegen für die Transformation und Abgabe von Substanzen zuständig, hierzu gehören Darm, Gallen- und Harnblase. Die Yang-Seite des Körpers wird auch mit Aspekten wie der Fähigkeit zur Bewegung und Aktivität in Verbindung gebracht. In der TCM wird angenommen, dass eine Harmonie von Yin und Yang im Körper notwendig ist, um Gesundheit und Wohlbefinden zu erfahren. Ein Ungleichgewicht kann zu verschiedenen Beschwerden, Krankheiten und Schmerzen führen.

Linke Seite: Yin

- Von der rechten Hirnhälfte gesteuert
- Wie sehe ich mich?
- Nach innen gerichteter Blick
- Rezeptiv; empfangender emotionaler Ausdruck
- Wie ist meine Fähigkeit, mit mir in Verbindung zu gehen?

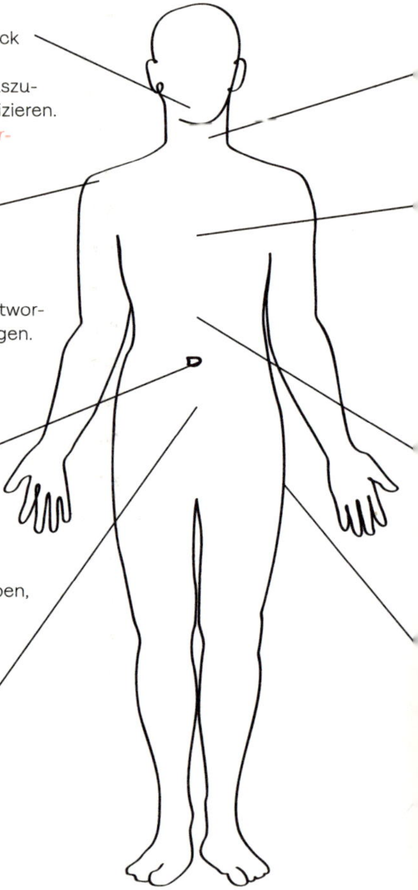

Kiefer

Der Bereich wird mit Kommunikation und Ausdruck verbunden. Er beeinflusst die Fähigkeit, klar und authentisch zu sprechen, die eigene Wahrheit auszudrücken und Ideen sowie Gedanken zu kommunizieren.

- *Mögliche emotionale Speicherungen von unterdrücktem Ärger und unterdrückter Wut*

Schulter

Die Schultern repräsentieren die Fähigkeit, Verantwortung zu übernehmen und schwere Lasten zu tragen.

- *Speicherung von belastenden Gefühlen aus Verantwortungsbewusstsein*
- *Ärger und Wut auf sich selbst (links)*
- *Ärger und Wut auf andere (rechts)*

Bauchnabel

Der Bauchnabel steht für die Erfahrungen im Leben, für die Kindheit sowie für unsere Instinkte.

- *Selbstwahrnehmung*
- *Gefühl fehlender Erdung und Sicherheit*
- *Verlust des Selbstbewusstseins*
- *Autonomie*
- *Bauchinstinkt und -gefühl*
- *Genuss und Vergnügen*

Unterer Nabel über dem Schambein

Hier fließen unsere Yin- und Yang-Anteile zusammen. Bei Blockaden kann man sich in der Kreativität behindert und abgetrennt von einem erfüllten Leben fühlen.

- *Lebendigkeit, Sexualität und Schöpferkraft*
- *Alle Gefühle von Leben und Tod, bis zur Angst ums Überleben*
- *Instinkt*
- *Reichtum und Fülle*

Rechte Seite: Yang

- Von der linken Hirnhälfte gesteuert
- Wie sehe ich die äußere Welt?
- Nach außen gerichteter Blick
- Expressiv; Ausdruck von Emotionen
- Wie ist meine Fähigkeit, mit anderen in Verbindung zu gehen?

Körperrückseite

Körperphänomene und Schmerzen können die gleichen emotionalen Themen haben wie auf der Vorderseite und frühere Erfahrungen oder Glaubenssätze dort gespeichert sein. Schmerzen im unteren Rücken können auf fehlenden Flow und einengende, selbst geschaffene Strukturen hindeuten.

Hals

- *Zurückhalten*
- *Gefühle nicht ausdrücken, nicht aussprechen*

Herz und Brustraum

Dieser Raum trägt häufig verschlossene Gefühle, Trauer, Melancholie und fehlendes Mitgefühl sowie fehlende Liebe in sich.

Linke Seite:

- *Liebe empfangen, geliebt werden, wie man ist*
- *Unfähigkeit, Liebe anzunehmen*

Rechte Seite:

- *Liebe schenken, Liebe ausdrücken*
- *Bedingungslose Liebe für sich und andere.*
- *Unfähigkeit, Liebe auszudrücken*

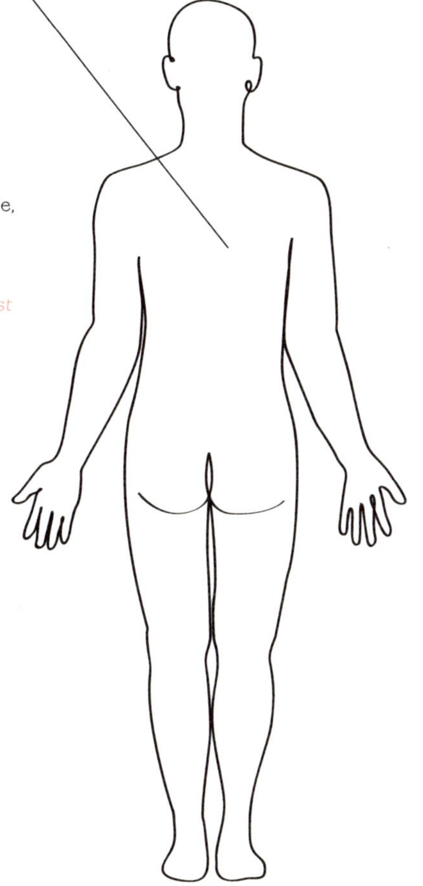

Solarplexus

Dort verschließen wir uns häufig, wenn wir Angst haben, uns nicht sicher fühlen und nicht voll in unsere Kraft gehen. Hier kann Vertrauen ins Leben und in sich gestärkt werden.

- *Wieder mit Fluss des Lebens verbinden*
- *Vertrauensprobleme*
- *Geringes Selbstbewusstsein*
- *Angst davor, Macht abzugeben*

Hüfte

Links:

- *Gefühl von fehlender Unterstützung*
- *Angst, sich zu regenerieren*
- *Sich Erholung gönnen*

Rechts:

- *Angst, den nächsten Schritt zu gehen*
- *Sich trauen, den nächsten Schritt zu gehen*

So hilft dir Breathwork beim Umgang mit deinen Gefühlen

Gefühle sind komplexe Körperreaktionen und subjektive Empfindungen, hervorgerufen durch innere und äußere Einflüsse, die unsere Wahrnehmung und Bewertung von Ereignissen beeinflussen können. Es geht nicht darum, eine Entscheidung auf der Basis von Gefühlen zu treffen, sondern mit dem zu sein, was gerade ist.

Dazu ein Beispiel. Ich hatte sehr starke Angstspeicherungen in meinem Körper und meinem Unterbewusstsein. Als ich mir immer mehr erlaubte, die Angst zu fühlen, wäre es nicht klug gewesen, die Angst zur Entscheidungsgrundlage für mein Leben zu machen. Ich habe mit Atempraxis gelernt, einen Umgang mit meiner Angst zu finden und gleichzeitig mit der Angst Entscheidungen, beispielsweise bezüglich eines Orts- oder Jobwechsels, zu treffen.

Mit der Situation heute und den damit verbundenen Gefühlen reagiere ich auf die Situationen von damals. Daher ist es für uns so wichtig zu lernen, die Pause zwischen Reiz und Reaktion zu verlängern, sodass wir in Ruhe fühlen können, was die Situation mit uns macht und welche Reaktion für uns heute angemessen ist.

Wenn wir lernen, die Pause zu verlängern, hat unser Gehirn die Chance, weitere neuronale Netze zu verbinden, zu bewerten und eine vielleicht neue Entscheidung für die aktuelle Lebenssituation zu treffen. Aus diesem Grund ist es für uns auch etwas zeitintensiver, neue Verhaltensmuster zu erlernen. Es braucht seine Zeit, unterscheiden zu lernen, wo ich mich gerade emotional befinde, ob ich sicher bin und welche Entscheidung ich wirklich in diesem Moment treffen möchte. Das ist vielleicht erst einmal irritierend, doch dabei helfen kann dir deine Atempraxis. Mit der Zeit lernst du immer mehr, im Hier und Jetzt zu sein und aus diesem sicheren Augenblick heraus deine Entscheidungen zu treffen.

Klient:innen fragen mich häufig, was sie tun können, wenn beispielsweise Angst sie überkommt oder sie sogar in Panik verfallen. Im besten Fall machst du deine Atempraxis regelmäßig, wenn du dich sicher fühlst, etwa abends vor dem Einschlafen. Wenn dein Körper dann in die stressige Situation gerät, kannst du auf diese Atemübung zurückgreifen und die Pause zwischen Reiz und Reaktion ausdehnen. Emotionen kommen und gehen und der Körper »scannt« sie die ganze Zeit. Deshalb ist es sinnvoll, sich nicht daran zu orientieren, sondern die Selbstregulation zu vertiefen und aus einem regulierten Zustand heraus Entscheidungen zu fällen. Hier ist kein Perfektionismus gefragt, sondern ein neugieriges Erlernen und Hinspüren.

Was fühlst du und wie fühlst du dich?

Wenn ich meine Klient:innen frage, wie sie sich fühlen, kommt häufig die Antwort: »Gut!« Wenn ich daraufhin sage, dass »gut« kein Gefühl ist, sehe ich die Person gegenüber nach Worten suchen. Die folgende Liste soll dir dazu dienen, deinen Wortschatz diesbezüglich zu erweitern.

Ausdehnende Gefühle – diese fühlen wir meist gern

authentisch
sensibel
zufrieden
berührt
energiegeladen
dankbar
geerdet
kraftvoll
inspiriert
lebenslustig
kreativ
neugierig
ruhig
überrascht
warmherzig
verständnisvoll

Kontrahierende Gefühle – diese fühlen wir oft nicht so gern

ängstlich
empfindlich
durcheinander
frustriert
beunruhigt
zerrissen
gehemmt
energielos
kraftlos
verspannt
hilflos
Irritiert
überfordert
ruhelos
überrascht
schlapp
wütend
unsicher

Neutrale Gefühle

ängstlich
gestresst
fürsorglich
irritiert
unentschlossen
ruhelos
schüchtern
verloren
kontrollierend
zweifelnd

Traumata – die Wunden der Vergangenheit

In unserem Leben erleben viele von uns, auch ich, die unterschiedlichsten Traumata – das kann ein Fahrradunfall in den Kindertagen sein, Mobbing in der Schule oder auch die eigene Geburt. Je mehr ich über meine Traumata erfahren habe und diese integrieren konnte, desto mehr Verständnis, Selbstfürsorge und Mitgefühl konnte ich für mich und andere aufbringen. Zum Glück gibt es heute viele Ressourcen und Informationen, sodass das Thema allmählich aus der Tabuzone kommt. Denn im Grunde sind Traumata ganz menschliche Erfahrungen.

Das Wort stammt aus dem Griechischen und bedeutet Wunde. Diese Bezeichnung ist seit dem 19. Jahrhundert belegt. Als Trauma wird nicht das Ereignis an sich verstanden, sondern die Reaktion des Nervensystems in diesem Moment. Ein traumatisches Erlebnis zeichnet sich dadurch aus, dass es die Kapazität und Verarbeitungsfähigkeit der Betroffenen übersteigt und diese sich überwältigt fühlen. Die Möglichkeit der betroffenen Person, das Ereignis einzuordnen und zu verarbeiten, wird von der Wucht des Ereignisses vollkommen überflutet. Das kann zu einem Gefühl von Stress, Panik, Hilflosigkeit und/oder Ohnmacht führen: In dem Augenblick, in dem ein Trauma entsteht, prasseln mehr Reize auf die Person ein, als diese in diesem Moment verarbeiten kann. Sie empfindet ihr Leben als bedroht.

Ein Trauma ist etwas sehr Individuelles. Was der eine als schwierige Situation empfindet, ist für die andere vielleicht bedrohlich oder eben traumatisch. Das liegt daran, dass jeder Mensch eine andere Kapazität hat, um mit Stress bzw. Situationen umzugehen – mehr dazu habe ich im Abschnitt über die Emotionen geschrieben (siehe ab S. 116).

Wie Traumata dich in deiner Entwicklung hemmen

Das Buch hier zu schreiben hätte ich noch vor ein paar Jahren als unmöglich empfunden. Die Schulzeit war von Anfang an grausam für mich. In der Tendenz hatte ich in den Lernfächern schlechte Noten und war extrem frustriert. Ich passte einfach nicht in die Schablone der Schulsysteme. Diese Enttäuschungen, die Frustration und mein Gefühl des Andersseins haben viel mit meinem Selbstwertgefühl gemacht. An mich zu glauben und von meiner Einzigartigkeit begeistert zu sein kam sehr viel später in meiner Entwicklung. Das hat sich natürlich auch in meinem Atemmuster gezeigt. Ich war eine sogenannte Rückwärtsatmerin: Ich habe beim Einatmen den Bauch eingezogen und ihn beim Ausatmen nach außen gewölbt – also genau entgegengesetzt zu dem, was der Körper normalerweise macht.

Aufgefallen ist mir das 2010, als ich wieder einmal in einer Kundalini-Yogaklasse die Feueratmung Kapalabhati praktizierte, eine sehr aktivierende Atemübung. Der Lehrer erklärte mir damals geduldig, wie die Übung gedacht ist. Doch auch mit viel Übung war es mir nicht möglich, seinen Anleitungen zu folgen. Ich habe vieles versucht, um mir ein anderes Atemmuster anzugewöhnen – doch leider ging das nicht so einfach. Erst mit dem Beginn einer meiner Atemausbildungen habe ich den Background dieses Atemmusters verstanden: Im unteren Bauch und Becken sitzen Kreativität, sexuelle Energie, Reichtum, Fülle, bedingungslose Liebe, unser Potenzial und alle Selbstthemen (siehe Kasten gegenüber). Unterschiedliche jahrhundertealte Lehren, etwa das Ayurveda, die TCM, die Chakrenlehre, aber vor allem auch meine eigene Erfahrung und die meiner Klient:innen haben mich zu diesen Erkenntnissen geführt. Eigentlich ist es logisch, dass ich nach der Schulzeit, die ich durchlebte, so gut wie nicht mehr in diese Bereiche atmete. Meine schulischen Leistungen und die Erfahrungen über all die Jahre haben sich in meinem Körper 1:1 abgezeichnet.

Entdecke deine Selbstthemen

Lass diese Liste doch mal auf dich wirken. Hast du schon eine Idee, welchen Selbsthemen du vielleicht mehr Aufmerksamkeit schenken darfst? Oder fallen dir noch weitere ein?

Selbstreflexion
Selbstbewusstsein
Selbstmitgefühl
Selbstakzeptanz
Selbstentwicklung
Selbstbestimmung
Selbstmotivation
Selbstheilung
Selbstrespekt
Selbstfindung
Selbstverwirklichung
Selbsterkenntnis
Selbstwirksamkeit
Selbstsicherheit
Selbstvertrauen
Selbstverantwortung

Unterdrückung der Selbstthemen

Wenn wir uns in einem Umfeld befinden, in dem wir uns nicht sicher fühlen, zeigen wir uns nicht in unserem vollen Potenzial. Wie auch? Wenn etwas anderes verlangt wird, passen wir uns an. Das habe ich über meine gesamte Schulzeit getan. Erst als ich mein Abi irgendwie geschafft hatte, konnte ich mit Anfang 20 machen, was ich wollte.

Genau zu diesem Zeitpunkt war ich frei. Erstaunlicherweise ging alles, was ich mir erträumt hatte, in Erfüllung: Ich wollte schon als Teenagerin als Interior Stylistin für Magazine arbeiten – und so habe ich mir den Traum erfüllt. Ich habe unglaublich viel gearbeitet, weil ich endlich tun und lassen konnte, was mir gefiel. Ich habe meiner Kreativität freien Lauf gelassen. Da allerdings mein Selbstwertgefühl weiterhin nach unten gedrückt war, habe ich – und auch das ist meist normal – voll übertrieben. Ich hatte so unendlich viel Freude an meiner Arbeit und den Jobs, dass ich leider nicht merkte, dass ich über meine körperlichen Verhältnisse lebte.

Ich stelle das immer wieder auch bei unseren Breathwork-Student:innen und meinen Klient:innen fest: Wenn die Selbstthemen unterdrückt sind – was wirklich bei vielen Menschen der Fall ist –, scheint es leichter zu sein, immer in Bewegung zu bleiben. Stillstand würde bedeuten, fühlen zu »müssen«. Häufig sind diese Menschen in Führungspositionen und in ihrem Job sehr erfolgreich. Da es in unserer westlich geprägten Gesellschaft immer noch als Erfolg bewertet wird, viel zu arbeiten, werden »erfolgreiche« Menschen mit einem Mangel an Selbstthemen nicht so leicht erkannt. Erst wenn sie dann körperliche Symptome oder Erschöpfungszustände aufweisen, wandelt sich das Bild.

Was häufig hinter den körperlichen oder psychischen Anzeichen steckt, ist Angst. Angst im Kontext der Selbstthemen kann als ein innerer Zustand der Unruhe und Unsicherheit definiert werden, der durch negative Gedanken und Emotionen hervorgerufen wird und sich auf das Selbstbild und das Selbstvertrauen auswirken kann. Es gibt verschiedene Arten von Ängsten, die im Zusammenhang mit den Selbstthemen stehen können. Hier einige Beispiele:

- Angst vor Ablehnung oder Kritik
- Angst vor Versagen oder Misserfolg
- Angst vor Veränderung oder Unsicherheit
- Angst vor Entscheidungen oder Verantwortung
- Angst vor der eigenen Identität oder dem Selbstbild
- Angst vor Konfrontation oder Konflikten

Diese Ängste können dazu führen, dass man sich unsicher oder unwohl fühlt, was die Selbstentfaltung und das Selbstbewusstsein beeinträchtigen kann. Es ist wichtig, die Gründe für die Angst zu erkennen und sie zu bearbeiten, um das Selbstvertrauen und das Wohlbefinden zu stärken. Was dabei hilft, ist in kleinen Schritten zu üben, mit der Angst in Verbindung zu gehen. Je mehr Angst wir vor der Angst haben, desto lauter wird sie. Ich habe auch immer noch Angst. Zum Glück bin ich in meiner Entwicklung so weit, dass ich nicht mehr vor meiner Angst davonrenne. Inzwischen sitzt sie mit mir am Tisch.

Traumatischer Stress verändert unsere Wahrnehmung

Während einer traumatischen Erfahrung erscheinen uns die Sinneseindrücke fragmentiert. Sie liegen dann sozusagen unzusammenhängend im Gedächtnis herum und werden nicht als ein Gesamtbild gespeichert. Das macht die innere Verarbeitung so schwer. Manchmal werden ganze Fragmente »vergessen« bzw. aus dem Bewusstsein gedrängt. Dieser Mechanismus ist zum Überleben da und hat etwas mit dem enormen Stressniveau zu tun, unter dem der Körper in diesem Moment stand. Unser Körper ist so schlau, dass er einiges im Bewusstsein und anderes im Unterbewusstsein ablegt. Der Stresszyklus läuft allerdings meist nach dem Ereignis weiter und verursacht im Körper kontinuierlich bewusst oder unterbewusst Stress.

Nach einer traumatischen Erfahrung befindet sich der Organismus in einem dysregulierten Zustand. Dieser kann offensichtlich empfunden werden oder subtil sein. Hieraus können sich Symptome entwickeln wie Schlafstörungen, Ängste, Panikattacken, Depressionen, Vermeidungsverhalten, Reizbarkeit, innere Unruhe, Abwesenheit, Schmerzzustände, chronische Krankheiten, Asthma und vieles mehr. Die Traumatisierung schlägt sich also vor allem im Nervensystem und damit auch in der Atmung nieder und bleibt dort auf Gewisse Art und Weise »stecken«.

Beispiele verschiedener Trauma-Arten

- **Vorgeburtliches Trauma:** Traumatische Ereignisse und Komplikationen in der Phase der Schwangerschaft, beispielsweise aufgrund von physischen oder emotionalen Belastungen, medizinischen Komplikationen, beruflichem Stress oder anderen traumatischen Ereignissen
- **Geburtstrauma:** Traumatische Ereignisse während der Geburt, die sowohl die Mutter als auch das Neugeborene betreffen können und entweder physischer Art (zum Beispiel Komplikationen während der Geburt) oder emotionaler Art (zum Beispiel medizinische Interventionen oder andere stressige Umstände) sind
- **Akutes Trauma:** Plötzliches und unerwartetes Ereignis, das eine intensive emotionale Reaktion auslöst, beispielsweise ein Unfall, ein Naturereignis oder ein Gewaltverbrechen
- **Komplexes Trauma:** Wiederholte und langanhaltende Traumatisierungen, die oft in der Kindheit stattfinden, verursacht durch Missbrauch, Vernachlässigung oder emotionale Gewalt; können zu einer Störung der Persönlichkeitsentwicklung führen
- **Entwicklungsbedingtes Trauma:** Traumatische Erfahrungen, die während wichtiger Entwicklungsphasen in der Kindheit auftreten, beispielsweise Misshandlung, Verwahrlosung oder emotionale Vernachlässigung
- **Schocktrauma:** Akute Belastungsreaktion auf ein bedrohliches Ereignis, die zu körperlichen Symptomen wie Zittern, Schweißausbrüchen und Herzrasen führen kann
- **Posttraumatische Belastungsstörung (PTBS):** Störung, die nach einer traumatischen Erfahrung auftreten kann und sich durch Symptome wie Flashbacks, Albträume, Vermeidungsverhalten und Übererregbarkeit äußert
- **Kollektives Trauma:** Traumatisierung ganzer Bevölkerungsgruppen, z. B. durch Krieg, Genozid oder Naturkatastrophen; kann zu einer langfristigen Veränderung der sozialen, kulturellen und politischen Strukturen führen

So kann Atmen dir bei Traumata helfen

Wenn du ein Trauma erfahren hast, ist es wichtig, Sicherheit im Körper zu finden und innere Ressourcen sowie die Selbstregulation zu stärken. Je nachdem wie intensiv dein Trauma war und noch immer im Körper gespeichert ist, empfehle ich dir eine:n Therapeut:in etwa des Somatic Experiencing (SE®) oder der NeuroAffective Relational Model Therapy (Narm®). Dabei handelt es sich um zwei Formen der somatischen Psychotherapie, die sich auf die Körperempfindungen und die Integration von Körper und Geist konzentrieren. Du findest hinten im Buch weitere Empfehlungen hierzu (siehe S. 270). Aus meiner Sicht ist es wichtig, Traumata mit professioneller Unterstützung aufzuarbeiten. Viele von uns haben in der Kindheit Trauma erfahren. Eine groß angelegte Studie (9) zeigt, welche psychischen und physischen Auswirkungen ein Kindheitstrauma auf das Erwachsenenalter haben kann. Meist liegt viel in unserem Unterbewusstsein gespeichert, sodass wir in der Gesprächstherapie nur bedingt an unsere Themen herankommen.

Ein Großteil meiner Arbeit mit Klient:innen besteht darin, ihnen einen Raum zu bieten, in dem sie ihre Erfahrungen verarbeiten und dann zur Eigenermächtigung über die Überzeugungen gelangen können, die sie an traumatische Momente geknüpft haben. Therapie kann ein hilfreiches Werkzeug sein, um die eigene Angst und die eigenen Reaktionen zu verstehen und zu bewältigen.

Die regelmäßige Atempraxis ist für mich ein begleitendes, essenzielles Element im Zusammenhang mit Traumata, da die Atmung dir immer zur Verfügung steht. Ganz egal in welche Situation du kommst und mit welchen Gefühlen du konfrontiert bist: Du kannst deinen Atem als Ressource nutzen, um dich wieder sicherer in deinem Körper zu fühlen. Einige meiner Klient:innen und ich nutzen die Form der Therapie als Unterstützung und haben damit großartige Erfahrungen gemacht. Zusätzlich gibt es noch Therapieformen wie z. B. Hakomi, die Sensorimotor Psychotherapy oder auch die Internal Family Systems Therapy (IFS).

4

Atemtechniken und Atemmuster

Was heißt »richtig« atmen?

Oft werde ich in Interviews und auch von Klient:innen gefragt, wie »richtig« atmen geht. Darauf gibt es für mich zwei Antworten. Die erste ist: Du atmest jetzt gerade genau »richtig«, denn wie wir ja schon besprochen haben, bildet dein Atemmuster ab, wie dein Leben jetzt gerade ist. Und gleichzeitig – und das ist die zweite Antwort – gibt es eben auch ein gesundes, reguliertes bzw. optimales Atemmuster. Eines, das uns im Einklang und im Fluss des Lebens sein lässt. Wir scheinen heute oft die Fähigkeit verloren zu haben, in Verbindung mit unserem Körper und damit auch unserem Atem zu sein. Wir haben Gewohnheiten entwickelt, die uns in unserem Atemmuster einschränken.

Jedes Atemmuster ist wie ein Fingerabdruck

Ich habe schon einige Male das Wort »Atemmuster« benutzt – darauf möchte ich etwas näher eingehen, weil es sehr wichtig ist zu verstehen, was es beinhaltet und mit sich bringt. Das Atemmuster beschreibt die gewöhnliche Art und Weise, wie wir in unserem täglichen Leben atmen, sowohl im Ruhezustand als auch bei körperlichem Einsatz. Es umfasst Parameter wie Atemfrequenz, Atemtiefe,

Atemrhythmus und Atemgeräusche. Diese Faktoren sind für die Sauerstoffsättigung im Blut und die Kohlendioxidtoleranz unseres Körpers entscheidend. Eine regelmäßige und tiefe Atmung fördert die Sauerstoffaufnahme und hilft, den Kohlendioxidgehalt im Körper zu regulieren. Ein ungesundes Atemmuster, etwa eine flache und schnelle Atmung, bringt meist eine unzureichende Sauerstoffaufnahme und eine geringe Kohlendioxidtoleranz mit sich, was zu verschiedenen gesundheitlichen Problemen führen kann.

Ich arbeite nun schon seit über einem Jahrzehnt als Breathwork-Trainerin. In der Zeit habe ich unzählige Atemmuster gesehen und durfte sie lesen und übersetzen. Es gibt zwar Ähnlichkeiten, doch trotzdem ist jedes Atemmuster so individuell und einzigartig wie ein Fingerabdruck. Jede:r hat einen anderen Lebensstil, eine andere Biografie, andere Erfahrungen. Und genau das spiegelt sich im Atem wider. Die einen seufzen oder gähnen viel, andere atmen nur über den Mund, wieder andere so gut wie gar nicht. Manche atmen sehr schnell, andere scheinen wie erstarrt zu sein.

Anhand einer Atemanalyse können Breathwork-Lehrer:innen das Atemmuster und die damit verbundenen Themen lesen. Wir können sehen, wo sich ein:e Klient:in einschränkt und in welche Bereiche des Körpers die Person nicht atmet. Die Atemanalyse ist in meiner Arbeit mein Spezialgebiet. Ich liebe es, dem Körper und dem Atem zuzuhören, und ihn zu beobachten. Sind die Klient:innen einverstanden, gebe ich Feedback zum Atemmuster und mache eine Analyse. Für manche wirkt es wie Zauberei, wenn ich in meinem Feedback die Lebensthemen an der Atmung ablesen kann. Ich liebe es, das Potenzial im Feedback zu benennen und im Anschluss ein darauf abgestimmtes Atem-Coaching zusammenzustellen. Weil ich inzwischen meinen Fokus auf das Intesoma® Breathwork Teacher Training gerichtet habe, bleibt mir leider nicht mehr so viel Zeit für eigene Klient:innen. Es ist aber sehr schön zu wissen, dass Menschen, die von uns ausgebildet werden, die Atemanalyse genauso kompetent durchführen können.

Der Atem prägt uns schon vor der Geburt

Viele Breathwork-Lehrer:innen und -Coaches sagen, dass Babys ein reguliertes Atemmuster haben. Das stimmt meiner Erfahrung nach allerdings nur bedingt. Denn bereits im Mutterleib nehmen wir den Atemrhythmus unserer Mutter wahr, wir passen uns an. Je nachdem wie gestresst sie in den neun Monaten der Schwangerschaft war, gab es Platz und Raum für unsere Entwicklung: Weite oder Enge, die sich im heranwachsenden Körper entwickeln konnte.

An dieser Stelle möchte ich dir einen wichtigen Hinweis geben: Wenn ich mit Müttern über das Thema spreche, erlebe ich es immer wieder, dass ihre Sorge mitschwingt. Sorge, etwas bei den eigenen Kindern in der Zeit der Schwangerschaft oder Geburt nicht »richtig« gemacht zu haben. Ich habe hier tiefes Mitgefühl, wenn das jetzt gerade in dir hochkam. Gleichzeitig liest du dieses Buch und kannst dich jetzt erst einmal kurz mit deinem Atem verbinden. Wie fühlst du dich gerade? Lass deinen Atem über die Nase in dein Bauchzwerchfell einfließen. Sei dir gewiss, dass du alles zu der damaligen Zeit so gut gemacht hast, wie du es wusstest und konntest. Falls du dennoch merkst, dass Gefühle wie Scham, Versagen oder Ähnliches aufkommen, empfehle ich dir, dies zu einem gegebenen Zeitpunkt etwa in einer Körper-Trauma-Therapie (siehe S. 139) auf einer tieferen Ebene anzuschauen. Meist liegt darin Gold für deine Entwicklung und der Ursprung für die Gefühle in der Vergangenheit.

Bereits im Bauch der Mutter entstehen bei uns also schon Erfahrungen, die in unserem Körper abgespeichert werden. Auch stellt sich die Frage, wie die Geburt war. Wenn ich in Atem-Coachings frage, wie die Geburt gelaufen ist, kommt häufig die Antwort: »Normal«. Doch was bedeutet das? Die Geburt ist ein so intensiver Prozess für alle Beteiligten. Jeder Geburtsprozess ist individuell – von der natürlichen Hausgeburt über den geplanten Kaiserschnitt bis zum Notfallkaiserschnitt, der Nabelschnur um den Hals und vielem mehr.

Meiner Erfahrung nach zeichnet sich einiges an Verhaltensstrukturen im Leben ab, die auf die Schwangerschaft und Geburt zurückzuführen sind. In meiner Transformational Breath®-Ausbildung in den USA durfte ich von Dr. Judith Kravitz einiges dazu lernen. Transformational Breath® basiert auf dem Wissen des Rebirthing und Holotropic Breathwork. Rebirthing befasst sich mit der Geburtsgeschichte. Auf die Atemtechniken gehe ich in Kapitel 5 näher ein. Aber denke bitte daran: Wenn du diese Formen der Atemtechnik ausprobierst oder praktizierst, ist es ganz wichtig, eine:n traumasensible:n Lehrer:in zu haben und Stresszyklen zu vollenden. Das heißt, du solltest gegebenenfalls auch über die Atemsession hinaus jemanden an deiner Seite haben. Ich habe selbst schon erlebt, dass Menschen nach der Atemsession mit den Gefühlen, ihren Prozessen, die hochkamen, nicht aufgefangen und damit alleingelassen wurden.

Abspeicherung früher Erlebnisse

Als ich vor Jahren als Co-Trainerin in einem Seminar auf Mallorca unterrichtete, gab es eine Teilnehmerin, die bei so gut wie jeder unserer intensiven Atemeinheiten – sogenannte Deep Dive Sessions – starke Hustenanfälle bekam. Sie hatte fast das Gefühl zu ersticken. Das kannte sie auch aus ihrem Alltag, besonders wenn sie vor anderen sprechen sollte, wodurch sie stark unter Stress geriet. Im Hals und unteren Kieferbereich speichern wir häufig Baby- und Kindheitserlebnisse ab. Wir erforschten damals bei ihr die Körperreaktion, und irgendwann war klar, dass sie mit ihrer Geburt zu tun hatte. Sie wusste von ihrer Mutter zunächst keine Details zu ihrer Geburt und fragte nach. Es stellte sich heraus, dass sie bei der Geburt Fruchtwasser geschluckt hatte und fast daran erstickt wäre. Diese Körpererinnerung wiederholte sich unzählige Male in ihrem Leben, wenn sie unter Stress geriet. Sie hatte dann immer das Gefühl, dass sie einfach keine Luft mehr bekommen konnte. Mithilfe des Atem-Coachings, der Deep Dive Sessions und einer begleitenden Traumatherapie konnte sie diese Körpererinnerung integrieren und den Stresszyklus schließen. Inzwischen zeigen sich die Symptome nicht mehr. Zusätzlich hat sich auch ihre Gesundheit verbessert. Ihre Atmung ist wieder im Gleichgewicht.

Warum es so wichtig ist, sich des Atems bewusst zu sein

Nach der Atemanalyse berichten mir meine Klient:innen fast immer von einer Veränderung ihres Bewusstseins hinsichtlich des Atems. Sie nähmen ihn viel detaillierter wahr als früher. Ich kann das sehr gut verstehen: In der Zeit, als ich noch im Verlag arbeitete, hatte ich teilweise »Laptop-Apnoe«. Nein, den Begriff gibt es nicht – er ist meine Bezeichnung dafür, den Atem während der Arbeit am Laptop anzuhalten. Ich selbst habe das früher fast immer getan, besonders wenn ich mich auf etwas ganz stark konzentriert habe. Das führte mit der Zeit zu starken Schmerzen, vor allem Spannungskopfschmerzen. Natürlich war dafür auch meine sitzende Haltung am Schreibtisch verantwortlich. Es hat einige Zeit gedauert, mir dieses Atemmuster wieder abzugewöhnen. Was mir dabei sehr geholfen hat, war die Atembeobachtung. Richten wir im Alltag das Bewusstsein auf unsere Atmung, haben wir schon viel gewonnen. Und selbst wenn das das Einzige ist, das du aus diesem Buch mitnimmst, ist das ebenfalls viel!

Sich seines Atems bewusst zu sein bedeutet, das unbewusste Atemmuster zu beobachten und daraus zu lernen. Wenn du deinen Atem im Alltag beobachtest, bekommst du mit, wie du auf bestimmte Situationen reagierst, wie sich je nach Umfeld dein Körper, dein Gehirn und deine Wahrnehmung ändern. Das ist extrem wertvoll. Ein Klient fragte mich einmal, ob er das den ganzen Tag machen »müsse« und ob er jetzt nie wieder unbewusst atmen könne? Nein, das hatte ich damit nicht gemeint. Es geht darum, mehr und mehr das Bewusstsein für deinen Atem zu üben. Am Anfang mag sich das vielleicht anstrengend anfühlen. Doch je regelmäßiger du das machst, desto automatischer wird sich die Atembeobachtung in deinen Alltag integrieren und ein neues Verhalten hervorrufen. Die Atemübung zur Beobachtung des Atems (siehe S. 166–167) könnte dir vielleicht helfen, deinen Körper besser zu spüren und deine Wahrnehmung zu schulen.

Eine regelmäßige Atempraxis erhöht die Resilienz

Das Leben ist voller Überraschungen – manchmal ist es chaotisch, dann wieder leicht. Um im Flow des Lebens zu sein, hilft es mir, kontinuierlich meine Resilienz zu stärken. Resilienz bezeichnet die Fähigkeit eines Menschen, schwierige Lebenssituationen zu bewältigen und gestärkt daraus hervorzugehen. Es geht darum, Belastungen zu widerstehen, sich an neue Situationen anzupassen und Krisen zu überwinden. Resiliente Menschen sind in der Lage, Herausforderungen als Chance zu sehen und aus ihnen zu lernen. Resilienz ist keine angeborene Eigenschaft, sondern kann durch verschiedene Faktoren wie beispielsweise persönliche Kompetenzen, soziale Unterstützung oder positive Erfahrungen gestärkt werden. Auch die Atmung kann dabei helfen, die Resilienz zu stärken, da sie eng mit dem autonomen Nervensystem verbunden ist. So ist es mithilfe einer bewussten und tiefen Bauchzwerchfellatmung möglich, den Körper in einen Zustand der Entspannung zu versetzen und den Stresslevel zu senken. Dies kann wiederum dazu führen, dass der Körper besser in der Lage ist, mit Belastungen und Herausforderungen umzugehen.

Resiliente Menschen besitzen oft auch eine ausgeprägte Fähigkeit zur Selbstregulation. Das bedeutet, sie sind in der Lage, ihre Gedanken, Emotionen und Verhaltensweisen bewusst zu steuern, statt impulsiv auf eine Situation zu reagieren. Selbstregulation ist ein wesentlicher Bestandteil der emotionalen Intelligenz und eine Fähigkeit, die Menschen in vielen Bereichen ihres Lebens unterstützt – von der Schule und Arbeit bis hin zu persönlichen Beziehungen. Menschen mit einer guten Selbstregulation sind oft in der Lage, sich auf Prioritäten zu konzentrieren. Sie können Stress und Druck leichter bewältigen und sich schnell an Veränderungen anpassen. Durch die Entwicklung der Selbstregulation versteht man sich selbst besser, kann vorteilhafte Entscheidungen treffen und eine gesunde geistige und emotionale Balance aufrechterhalten. Die Fähigkeit zur Selbstregulation lässt sich gezielt trainieren, etwa durch Atem- und Achtsamkeitsübungen. Es ist ein kontinuierlicher Prozess der Übung und Freude.

Wir alle haben immer wieder Situationen im Leben, bei denen es nicht so läuft, wie wir es uns wünschen. Wenn dir beispielsweise in deiner Selbstständigkeit ein großer Kunde wegbricht oder dir dein Job gekündigt wird, kann das eine kurz- oder auch langfristige Krise für dich bedeuten. Wenn du regelmäßig Ausdauersport machst und vielleicht auch eine Yoga-, Atem- oder Meditationspraxis hast, wirst du die Situation sicherlich anders handhaben können als ohne diese Tools. Deine Resilienz und Widerstandsfähigkeit sind höher und damit auch deine Kapazität, mit der Situation umzugehen. Vermutlich wird die Situation dir einiges abverlangen. Es stellen sich wichtige Fragen wie: Welche inneren und äußeren Dialoge führst du? Welche Gefühle fühlst du, welche Gedanken denkst du, welche innere Haltung hast du? Sind es eher Gedanken wie: »Ich fühle mich frei« und »In der Situation steckt eine große neue Chance«? Oder sind es Gedanken wie: »Ich bin nicht gut genug« und »Ich habe versagt«?

Im Atem steckt die Möglichkeit zu heilen

Einer Klientin von mir, die lange im Marketing gearbeitet hat, erging es so: Sie wurde eines Tages aus ihrer Abteilung wegrationalisiert. Sie liebte ihren Job und konnte die neue Situation nur ganz schwer annehmen. Als sie damals zu mir kam, war sie verzweifelt. Sie hatte in der Zwischenzeit 135 Bewerbungen geschrieben und nur Absagen bekommen. Ihr Fokus lag darauf, dass sie nicht gut genug sei – schlechter als die anderen in der ehemaligen Marketingabteilung und unfähig, einen neuen Job zu finden. Mich macht das immer neugierig, wenn es in einer Situation bei 135 Bewerbungen nur Absagen und nicht ein einziges Bewerbungsgespräch gibt. Also forschten wir nach. Wir erarbeiteten eine tägliche Atempraxis, die sie einfach in ihren Alltag integrieren konnte. Diese befähigte sie, ihre Wahrnehmung und alle Impulse im Außen leiser werden zu lassen. In einer Krisensituation versuchen wir meist, irgendwo wieder Halt und Stabilität zu finden. Auch wenn wir wissen, dass die Antworten im Inneren liegen, suchen wir Orientierung im Außen. Das ist meist ein unglaublicher Stress für unseren Körper.

Eines Tages hatten wir wieder einen Coaching-Termin. Über die regelmäßige Atempraxis war meine Klientin wieder fähig, sich selbst zuzuhören, ihre innere Stimme wahrzunehmen und zu vertrauen. Und zu ihrer großen Überraschung entdeckte sie ihre riesige Begeisterung für Feng Shui wieder. Sie hatte sich sogar schon zu einer Ausbildung angemeldet! Manchmal braucht es 135 Absagen oder andere Hinweisschilder vom Leben, um herauszufinden, was einem Freude bringt. In ihrem Fall hatte das Leben nicht aufgegeben, sie zu leiten. Long Story short: Seit vielen Jahren ist sie eine glückliche und erfolgreiche Feng-Shui-Beraterin. Erfolgreich auch deshalb, weil sie auf ihre jahrelangen Erfahrungen im Marketing zurückgreifen konnte.

Eine regelmäßige Atempraxis erhöht unsere Resilienz. Wir können wieder entspannen und kommen so auf andere Gedanken und Ideen. Der Atem bringt uns wieder mit uns selbst in Kontakt und ins Fühlen – und damit auch in die Entspannung und eine andere Frequenz. Wir können unsere Herzfrequenz und damit auch die Qualität unserer Gedanken neu kalibrieren. So erlangen wir die Fähigkeit, in Krisensituationen wieder liebevoller, mitfühlender und bewusster mit uns selbst umzugehen – sowohl bei »kleinen«, alltäglichen Herausforderungen als auch bei den großen Fragen des Lebens.

Wir sprechen in der Atempraxis häufig von unterschiedlichen Körpern, etwa dem physischen, psychischen, emotionalen, seelischen und dem Schmerzkörper. Alles hängt mit allem zusammen. Wir betrachten den Menschen nicht als separiertes Wesen, sondern als Ganzheit. Indem wir über den Atem die Fähigkeit wiederfinden, mit all diesen Körpern in Verbindung zu kommen, haben wir die Möglichkeit zu »heilen«. Ich setze das Wort ganz bewusst in Anführungszeichen, weil wir es umgangssprachlich immer nutzen, meine Haltung jedoch ist, dass wir immer heil und ganz sind – zu jedem Zeitpunkt unseres Lebens. Je nachdem auf welchen Körper wir unsere Aufmerksamkeit richten wollen, haben wir die Möglichkeit, uns über Bewusstwerdung, auch mithilfe des Atems, unserem Potenzial zuzuwenden. Wenn also etwas aus dem Gleichgewicht geraten ist, können wir daraus lernen, tiefer zu tauchen, uns besser kennenzulernen und damit auch zu wachsen.

Funktionale versus dysfunktionale Atmung

Unser Körper versucht beständig, sich an unseren aktuellen Erfahrungen auszurichten und ins Gleichgewicht zu kommen. Auch in der Atmung gibt es keine grundsätzliche Dysfunktion, da sie sich immer an unser Leben und unsere Erfahrungen anpasst. Eine Studie (5) hat den Zusammenhang von körperlichen Schmerzen und einer dysfunktionalen Atmung gezeigt. Wenn ein Atemmuster nicht optimal ist, sprechen wir von einer dysfunktionalen Atmung – wobei ich es passender fände, die Begriffe »optimal« und »nicht optimal« zu verwenden, da jedes Atemmuster seine eigene Funktion hat. Eine funktionale Atmung ist also keine »richtige« Atmung, sondern eine optimale Atmung, die den Anforderungen des Körpers und der aktuellen Erfahrungen am besten entspricht. Wenn wir unsere Atmung bewusster wahrnehmen und trainieren, können wir sie optimieren und damit zu einem gesünderen Leben beitragen.

Unterschiedliche Atemmuster

Unser Atemmuster kann großen Einfluss auf unser Nervensystem und unsere Gesundheit ausüben. Viele Menschen haben dysfunktionale Atemmuster, die zu einer niedrigen Kohlendioxidtoleranz oder einer hohen Kohlendioxidsensitivität führen können, da wir zu viel Luftvolumen atmen und dadurch zu viel Kohlendioxid abgeben. Zu den Symptomen eines dysfunktionalen Atemmusters gehören flache Atmung in die Brust, Mundatmung, schnelleres Atmen mit 16 bis zu über 20 Atemzügen pro Minute, kein Innehalten nach dem Ausatmen, hörbare und schwere Atmung, regelmäßiges Gähnen und Seufzen, paradoxes Atmen sowie das Anhalten des Atems. Bei der paradoxen Atmung bewegen sich der Brustkorb und das Zwerchfell in entgegengesetzte Richtungen. Sprich: Normalerweise dehnen sich bei der Einatmung der Brustkorb und der Bauch aus, während das Zwerchfell nach unten zieht. Bei der paradoxen Atmung hingegen bewegen sich bei der Einatmung der Brustkorb nach innen und das Zwerchfell nach oben.

Alle genannten Symptome stimulieren den Sympathikus, was zu Stress und Unruhe führen kann. Beim dysfunktionalen Atemmuster ist also der Atem im Ruhezustand so, als befänden wir uns in einer Stressreaktion, was jedoch gar nicht zutrifft. Eine zu hohe Atmungsfrequenz, bei der man zu schnell und flach atmet, kann außerdem dazu führen, dass der Körper nicht genügend Sauerstoff aufnimmt.

Im Gegensatz dazu gibt es das funktionale Atemmuster, das durch Bauchzwerchfellatmung, Nasenatmung, langsames Atmen, Innehalten nach dem Ausatmen, sanfte und ruhige Atmung sowie gleichmäßige Atmung gekennzeichnet ist. Ein funktionales Atemmuster stimuliert den ventralen Vagusnerv und somit den Parasympathikus, was zu einer Beruhigung unseres Nervensystems und zu einem allgemeinen Wohlbefinden führen kann. Die ideale Atemfrequenz, die zu einer optimalen Sauerstoffversorgung des Körpers führt, liegt zwischen heutzutage bei 10–16 Atemzügen pro Minute im Ruhezustand. Es ist wichtig, auch das Volumen beim Atmen zu beachten. Beim Praktizieren von Atemübungen wird oft zwar die Atemfrequenz niedriger, das Volumen aber vergrößert, also durch größere Atemzüge kompensiert. Das führt langfristig nicht zu einer wirklichen Verbesserung des Atemmusters und der CO_2-Toleranz, sondern nur temporär zur Entspannung. Daher ist das reduzierte Atmen, wie ich es bei den Atemübungen erkläre, so wichtig.

»Es mag utopisch klingen: Ich vertraue auf uns, dass wir eine Welt in Frieden erschaffen können. Ich atme. Du atmest und lässt den Traum damit ein Stück mehr Wirklichkeit werden.«

Christine Schmid

Um die Qualität der Atmung zu messen, kann man entweder die Atemfrequenz pro Minute, den BOLT-Score (siehe S. 184–187) oder das Volumen der Atemzüge bestimmen. Eine optimale Atmung ist ein Atemmuster, das die metabolischen und bio-mechanischen Anforderungen des Menschen zum jeweiligen Zeitpunkt erfüllt.

Kennzeichen einer optimalen Atmung

An einer optimalen Atmung sind drei Aspekte beteiligt:

- **Biomechanik:** Dies bezieht sich auf die Struktur und Funktion des Körpers und wie sie auf die Atmung einwirken. Beispielsweise spielt die Position des Brustkorbs und des Zwerchfells eine Rolle: Wie beweglich ist das Zwerchfell und wird es für die Atmung vollständig (360 Grad) genutzt?
- **Kadenz:** Dies bezieht sich auf den Rhythmus und die Geschwindigkeit der Atmung. Eine optimale Atmung sollte einen gleichmäßigen, ruhigen Rhythmus aufweisen, der den Sauerstoffbedarf des Körpers erfüllt.
- **Biochemie:** Dies bezieht sich auf die chemischen Prozesse, die bei der Atmung im Körper ablaufen. Z. B. werden Sauerstoff und Kohlendioxid im Blut transportiert und von den Zellen des Körpers genutzt. Eine optimale Atmung sollte sicherstellen, dass genügend Sauerstoff aufgenommen und Kohlendioxid abgegeben wird. Bestimmte Atemübungen helfen, den Sauerstofftransport und die Sauerstoffaufnahme in die Zellen zu verbessern.

Damit du dich leichter mit der funktionalen Atmung vertraut machen kannst, habe ich eine kleine Anleitung als Idee für deine entspannte Ausrichtung vorbereitet: Im Ruhezustand fühlst du dich entspannt. Dein Atem fließt wie eine Welle und du atmest über die Nase ein und aus. Zwischen den Atemzügen liegt eine kleine Pause. Nur bei starker Anstrengung nutzt du die Mundatmung. Du kannst mit den

Emotionen in deinem Körper anwesend sein und sie zum gegenwärtigen Moment fühlen. Du bist mit deinem Körper verbunden, spürst und nimmst deine Bedürfnisse und Grenzen wahr. Es fällt dir leicht zu akzeptieren, was ist, und mit dem Leben verbunden zu sein. Dein Körper ist gesund, voller Kraft und Energie. Du weißt, wie du Ruheinseln im Alltag und in deinem Leben schaffst. Du fühlst dich in dir sicher und ruhend und kannst mit den Umständen im Leben fließen. Dein Körper atmet dich. Das Leben geschieht, und du fühlst dich sicher und voller Vertrauen mit dir und allem verbunden.

Warum ausreichend Sauerstoff so wichtig ist

Sauerstoff ist ein wichtiger Bestandteil des Energiestoffwechsels im Körper. Wenn genügend Sauerstoff vorhanden ist, kann unser Körper mehr Energie produzieren, die Performance beim Sport und auch die Regenerationsfähigkeit des Körpers wird erhöht. Wir können uns so nachhaltig resilienter fühlen. Hinzu kommt, dass wir eine Verbesserung der Regeneration bei Krankheiten und Verletzungen haben. Auch die Immunfunktion läuft im Körper viel besser mit ausreichend Sauerstoff ab, da er die Aktivität von Immunzellen stimuliert und die Infektionsbekämpfung unterstützt. Einige Studien legen zudem nahe, dass eine ausreichende Sauerstoffversorgung auch positive Auswirkungen auf unser Gehirn haben kann. Denn wenn das Gehirn mit ausreichend Sauerstoff versorgt wird, kann es seine Funktionen effektiver ausführen, einschließlich kognitiver Prozesse wie Gedächtnis, Aufmerksamkeit und Problemlösung.

Der moderne Lebensstil fördert die dysfunktionale Atmung

Leider ist das dysfunktionale Atemmuster heute sehr weitverbreitet. Das hängt in erster Linie mit unserem Lebensstil und erfahrenen Traumen zusammen. Vor 50 bis 100 Jahren sah unser Alltag anders aus als heute: Die Menschen waren körperlich aktiver und verbrachten mehr Zeit in der Natur. Das Essen war natürlicher und unverarbeiteter, zudem aß man seltener mehr, als man brauchte. Die Temperaturen zu Hause waren niedriger, was dazu führte, dass mehr Zeit draußen verbracht wurde und wir uns deshalb automatisch auch mehr bewegten. Stress und Vergleichsdruck waren nicht so präsent wie heute, was eine allgemein entspanntere Atmosphäre zur Folge hatte. Die Menschen waren mehr in die Gemeinschaft und Familie eingebunden und fanden dort eine bessere Unterstützung sowie einen stärkeren Zusammenhalt. Insgesamt lebten die Menschen in einer Umgebung, die mehr auf ihre natürlichen Bedürfnisse und auf ein ausgewogenes Leben abgestimmt war.

Unsere moderne Welt hingegen bietet viele Annehmlichkeiten, die unseren Alltag erleichtern und komfortabler machen, aber auch dazu führen können, dass wir ungesünder leben. Physische Aktivität spielt eine immer geringere Rolle, während verarbeitetes und ungesundes Essen immer mehr an Bedeutung gewinnt. Es ist zur Gewohnheit geworden, zu viel zu essen, und wir haben oft Schwierigkeiten mit einem ausgewogenen Essverhalten. Die Temperaturen zu Hause sind höher, was dazu führt, dass wir uns weniger bewegen und uns mehr in geschlossenen Räumen aufhalten. Stress und Vergleichsdruck sind allgegenwärtig und prägen oft unser tägliches Leben. Viele Menschen leben in einer künstlichen, lauten Umgebung, die ihnen wenig Erholung bietet und sie oft von der Natur und ihren natürlichen Bedürfnissen abschneidet. Displays sind ständige Begleiter, Informationsüberlastung und Reizüberflutung ein Alltagsphänomen.

Allerdings gibt es auch positive Veränderungen in unserer modernen Welt. Wir können uns für einen anderen Lifestyle entscheiden. Ein bewusster Rückgriff auf natürliche Elemente und die Wiederentdeckung des Wertes von Bewegung, Gemeinschaft und gesunden Lebensmitteln kann uns dabei helfen, unser Wohlbefinden zu steigern und zu einem ausgewogeneren Leben zurückzufinden. Wir sind der Situation nicht hilflos ausgeliefert, sondern haben die Möglichkeit, etwas zu verändern – und sei es im kleinsten Kosmos, in unserem Körper: mithilfe der Atmung.

Nasenatmung versus Mundatmung

Das Wichtigste vorab: Die Nase ist zum Atmen da, der Mund zum Essen. Über den Mund zu atmen ist wie über die Nase zu essen. Warum ist das so? Weil die Nasenatmung das gesundheitliche Wohlbefinden fördert und die Atmung reguliert, während die Atmung durch den Mund keine Vorteile hat, sondern im Gegenteil sogar geistige, körperliche und emotionale Probleme verursachen kann. In einigen Studien (6 & 7) wurde zum einen nachgewiesen, wie sich die Mundatmung auf das Gehirn auswirkt und zum anderen sogar das Gesicht verformt. Nehmen wir die Nasen- und Mundatmung einmal etwas genauer unter die Lupe.

Die Nachteile der Mundatmung

Die Mundatmung nutzt du automatisch, wenn du unter Stress stehst. Sie setzt ohne dein Zutun ein, alarmiert auf natürliche Weise deinen Körper und signalisiert dem sympathischen Teil des Nervensystems, die Kampf-oder-Flucht-Reaktion auszulösen. Das ist sinnvoll, wenn etwa im Straßenverkehr ein Fahrzeug mit hoher Geschwindigkeit auf dich zurast oder du zum Beispiel beim Sport zu deiner Hochleistung aufdrehst. Wenn du allerdings permanent unter Stress stehst, die Angewohnheit hast, dauerhaft im Alltag über den Mund zu atmen, schnarchst oder unter Schlafapnoe leidest, ist dein Körper vermutlich angespannt und im Daueralarmzustand. Dann läuft der sympathische Teil des Nervensystems auf Hochtouren, und Puls, Herzfrequenz sowie Blutdruck sind vermutlich recht hoch. Du atmest zu viel Kohlendioxid ab, wodurch sich die Kohlendioxidtoleranz reduziert. Auch Angstzustände, Panikattacken, chronische Schmerzen, Gehirnnebel (Brain Fog) und eine schlechte Sauerstoffversorgung können die Folge sein.

Die Mundatmung hat noch weitere negative Folgen für deine Gesundheit: So gelangen Keime und Verschmutzungen direkt in Mund und Lunge, was Entzündungen und Infektionen fördert. Eine chronische Mundatmung beeinträchtigt auch den Schlaf und kann über die Jahre die Gesichts- und Kieferform verändern.

Viele Menschen atmen oft oder dauerhaft durch den Mund. Einige Studien schätzen, dass etwa 25 bis 50 Prozent der Kinder und 10 bis 25 Prozent der Erwachsenen chronische Mundatmer sind.

Die Vorteile der Nasenatmung

Kommen wir nun zur Nase. Sie spielt eine wichtige Rolle im Atmungssystem, denn sie erwärmt, befeuchtet und filtert die Luft beim Eintritt in den Körper. Sie schützt die Atemwege vor Reizungen und Infektionen und verhindert Austrocknung. Die Nasenatmung erhöht aufgrund des zusätzlichen Widerstands, der entsteht, weil die Nasenlöcher kleiner sind als der Mund, die Sauerstoffversorgung des Blutes um 10 bis 20 Prozent. Darüber hinaus kann die Nasenatmung die korrekte Zungenposition fördern und die Wahrscheinlichkeit von Schnarchen und Schlafapnoe, Atemaussetzer im Schlaf, reduzieren.

Die Nasenatmung ist tendenziell langsamer. Sie ist hauptsächlich mit dem parasympathischen Nervensystem verbunden, das für die Entspannungsreaktion im Körper verantwortlich ist. Die Aktivierung des parasympathischen Nervensystems gleicht die Kampf-oder-Flucht-Reaktion aus. Sie führt zu einer Abnahme von Stresshormonen wie Cortisol und einer Zunahme von Stoffen wie Acetylcholin, die das Nervensystem beruhigen und den Körper in den Ruhezustand versetzen. Acetylcholin ist ein Neurotransmitter, der im zentralen und peripheren Nervensystem vorkommt und an der Signalübertragung zwischen den Nervenzellen beteiligt ist. Es spielt eine wichtige Rolle bei der Steuerung von Muskelbewegungen, der Regulierung des Herzschlags, der Förderung der Aufmerksamkeit und des Lernens sowie der Modulation von Schmerz und Entzündungen. Acetylcholin wird auch mit der Regulation von Schlaf-Wach-Zyklen und von Stimmungen in Verbindung gebracht. Die Nasenatmung bietet so eine Basis für die Entwicklung gesunder Atemmuster; mit ihr kannst du die Kontrolle über das autonome Nervensystem zurückgewinnen und eine innigere Beziehung zum Atem entwickeln. So kannst du dann wirklich entspannen.

Die Nasenatmung lässt sich trainieren

Das Ziel ist es, rund um die Uhr durch die Nase zu atmen, 24 Stunden am Tag, sieben Tage die Woche und 365 Tage im Jahr. Die einzigen Zeiten, in denen das Atmen durch den Mund physiologisch Sinn macht, sind beim Essen, Sprechen, bei körperlicher Anstrengung sowie besonderen Atemübungen wie z. B. Transformational Breath®. Dabei ist es wichtig, ein Atembewusstsein während des Tages zu entwickeln, um zu überprüfen, ob die Atmung über die Nase stattfindet. Ob beim Autofahren, Spazierengehen oder Arbeiten am Laptop – es gibt viele Gelegenheiten, um bewusst zu atmen. Auch beim Sport und Joggen ist es ratsam, mindestens 80 Prozent der Zeit durch die Nase zu atmen und so die Nasenatmung zu trainieren. Die Umstellung kann bei Sportlern ein paar Wochen dauern.

Um die Nasenatmung auch nachts zu fördern, kann es hilfreich sein, den Mund zu tapen – hierbei sollte man jedoch langsam starten. Das hört sich vielleicht erst einmal schräg an, hilft aber, die Atemqualität und die Erholung im Schlaf zu steigern. Ich habe vor etwa drei Jahren damit angefangen, meinen Mund nachts zu tapen. Ich benutze dazu das Tape 3M™ Micropore™, einen kleinen Streifen, der vertikal in der Mitte des Mundes über die Lippen geklebt wird. Du kannst auch Tapes von anderen Herstellern benutzen, sie sollten nur hautfreundlich sein und nicht zu stark kleben, damit deine Haut nicht verletzt wird, wenn du es morgens abziehst. Wenn du einen Bart hast, musst du ein wenig herumprobieren. Wenn dir der Gedanke deinen Mund zu tapen unangenehm ist, fange mit kleinen Steps und kurzen Einheiten von 10–15 Minuten an. Viele meiner Klienten:innen haben sich zum Einstieg tagsüber den Mund getapt, z. B. bei der Arbeit im Haushalt oder beim Lesen eines Buchs. Dir wird sicherlich was einfallen, wie du dich an das Tape gewöhnen kannst, wenn du es ausprobieren willst.

Ein weiteres Hilfsmittel sind Nasenlocherweiterer wie Nasendilatatoren oder Nasenpflaster. Diese können helfen, die Nasenatmung zu verbessern, indem sie die Nasenlöcher weiten und somit das Atmen erleichtern. Auch eine tägliche Nasendusche kann dazu beitragen, die Nasenatmung zu fördern und zu verbessern. Unterstützend wirken auch bestimmte Kohlendioxidtoleranz-Atemübungen wie etwa die LSD-Atmung (siehe S. 211–216). Falls du häufiger oder ständig eine verstopfte Nase hast, könnte dir die Übung »Mach die Nase frei« (siehe S. 202–203) helfen.

Bauchzwerchfell-atmung versus Brustatmung

Bauchzwerchfellatmung und Brustatmung sind zwei verschiedene Arten der Atmung, die sich in ihren Auswirkungen auf den Körper unterscheiden. Vermutlich hast du in stressigen Situationen auch schon einmal von jemandem den Satz: »Jetzt atme doch erst mal tief durch« gehört. Damit ist vermutlich zum einen gemeint, überhaupt wieder zu atmen, und zum anderen, die Bauchzwerchfellatmung zu nutzen. Allerdings ist man dazu in einer stressigen Situation meist nicht in der Lage. Häufig atmen Menschen dann mit einem großen Atemzug, also Atemvolumen, in den Brustkorb. Umgangssprachlich wirst du sicherlich immer wieder auch hören, dass Menschen von der Bauchatmung oder der Zwerchfellatmung sprechen. Meine Arbeit und Erfahrung haben mir gezeigt, dass es weder um das eine noch um das andere geht, sondern dass eine Bauchzwerchfellatmung am effektivsten ist. Eine reine Bauchatmung ohne das Zwerchfell zu nutzen ist in Ordnung, aber nicht optimal. Zusätzlich ist wichtig zu wissen, dass ein tiefer Atemzug nicht groß ist: »Tief« bedeutet hier die aktive Nutzung des Zwerchfells.

Die Atemtiefe beeinflusst Gesundheit und Wohlbefinden

Die Brustatmung, zu der wir vor allem bei Stress neigen, ist eine flache und oft schnelle Atmung. Inzwischen weißt du, dass eine solche Atmung den Sympathikus stimuliert und unseren Körper noch mehr in Aufruhr versetzt. Hinzu kommt, dass die Brustatmung in der Regel ineffizient ist, da sie zu einer geringeren Zwerchfellmobilisierung führt. Wir wollen etwa 70 bis 80 Prozent der Bewegung vom Bauch und von den unteren Rippen nutzen. Die Brust sollte also nicht komplett isoliert sein. Viele Brustatmer:innen haben untere Rückenprobleme, da das Zwerchfell nicht genutzt und daher steif und angespannt ist.

Widmen wir uns noch einmal kurz dem Zwerchfell: Wie du schon in Kapitel 3 gelesen hast, ist das Zwerchfell unser primärer Atemmuskel. Außerdem gehören auch die Zwischenrippenmuskeln (Interkostalmuskeln) zur Atemmuskulatur. Die Funktion des Zwerchfells besteht darin, das Einatmen durch eine Kontraktion zu erleichtern und das Ausatmen durch eine Entspannung zu unterstützen. Das Zwerchfell befindet sich unter dem Rippenbogen, unterhalb der Lunge und oberhalb des Bauchraums. Es entspringt am Ende des Brustbeins und verläuft einmal komplett um den Körper herum. Wenn wir die Bauchzwerchfellatmung ausführen, nutzen wir das volle Bewegungsspektrum unseres Zwerchfells von 360 Grad. Der Bauch hebt und senkt sich, Bauchraum, Seitenflanken, unterer Rücken und Beckenboden weiten sich. So können wir die Effizienz unserer Atmung gezielt erhöhen.

Die Atemmuskulatur

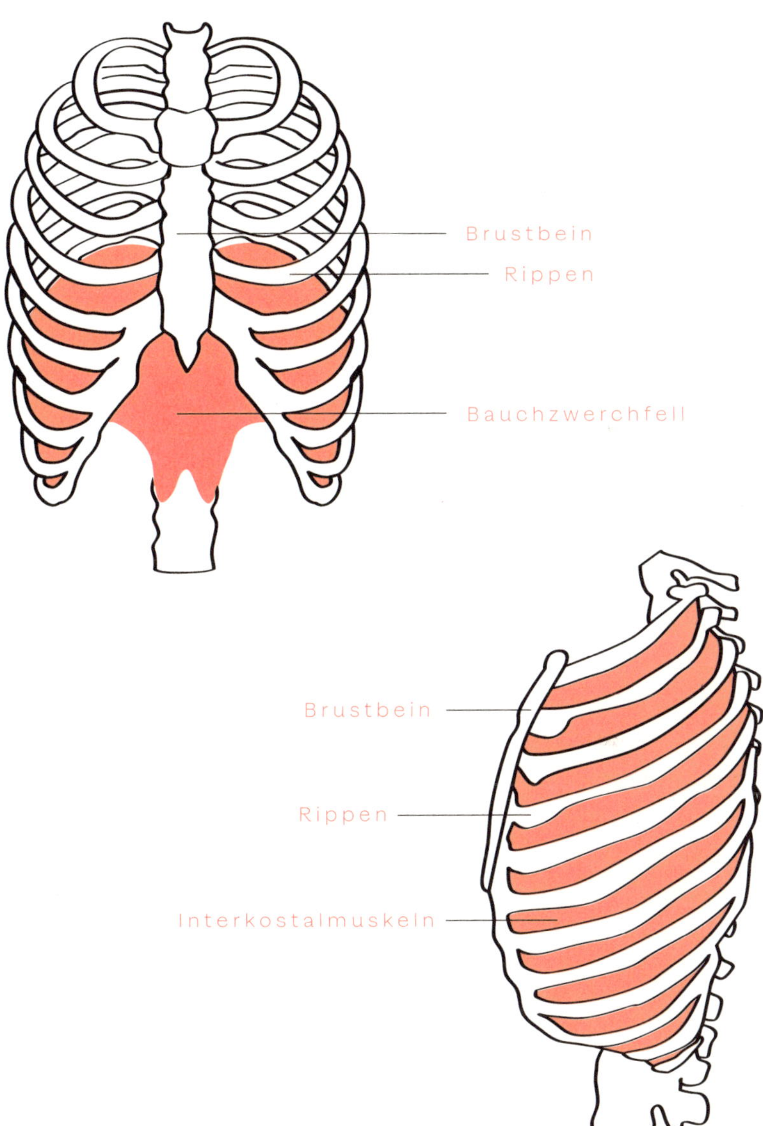

Die Bauchzwerchfellatmung …

- … stimuliert den Parasympathikus/Vagusnerv, was langsameres Atmen begünstigt.
- … bringt Sauerstoff tiefer in die Lunge für einen effektiveren Gasaustausch mit dem Blut.
- … stabilisiert die Bauch- und Rückenmuskulatur durch den Intraabdominaldruck (Druck im Bauchraum).
- … massiert die Organe (Leber, Magen, Darm) und verbessert die Verdauung.

In der Osteopathie spricht man von mindestens vier Zwerchfellen, die eng miteinander verbunden sind und eine wichtige Rolle bei der Atmung und der Unterstützung anderer Körperfunktionen spielen. Das Bauch- oder Atemmuskelzwerchfell trennt den Brustkorb vom Bauchraum und ist sehr wichtig für die Atmung. Es zieht sich während des Einatmens zusammen, um die Lunge auszudehnen und Luft aufzunehmen. Während des Ausatmens entspannt es sich und lässt die Lunge wieder schrumpfen. Das Beckenbodenzwerchfell unterstützt das Atemmuskelzwerchfell und ist wichtig für eine korrekte Haltung sowie die Stabilität des Beckens und der Wirbelsäule. Es hilft auch bei der Kontrolle der Blase und des Darms. Das Halszwerchfell, auch als Zungenbeinzwerchfell bezeichnet, verbindet den Hals mit dem Brustraum und hilft bei der Unterstützung des Kopfs. Es spielt auch eine Rolle bei der Kontrolle des Kehlkopfs und der Stimmbänder. Das Kranialzwerchfell trennt das Gehirn vom Rest des Körpers und unterstützt dessen Bewegungen und Funktionen. Es reguliert den Druck im Schädel und schützt das Gehirn vor Stößen.

Obwohl die Zwerchfelle getrennt betrachtet werden können, sind sie alle miteinander verbunden und arbeiten zusammen, um eine optimale Atmung und optimale Körperfunktionen zu gewährleisten. Beispielsweise kann eine schlechte Haltung zu einer Beeinträchtigung des Atemmuskelzwerchfells und des Beckenbodenzwerchfells führen, was Probleme wie Rückenschmerzen zur Folge haben kann.

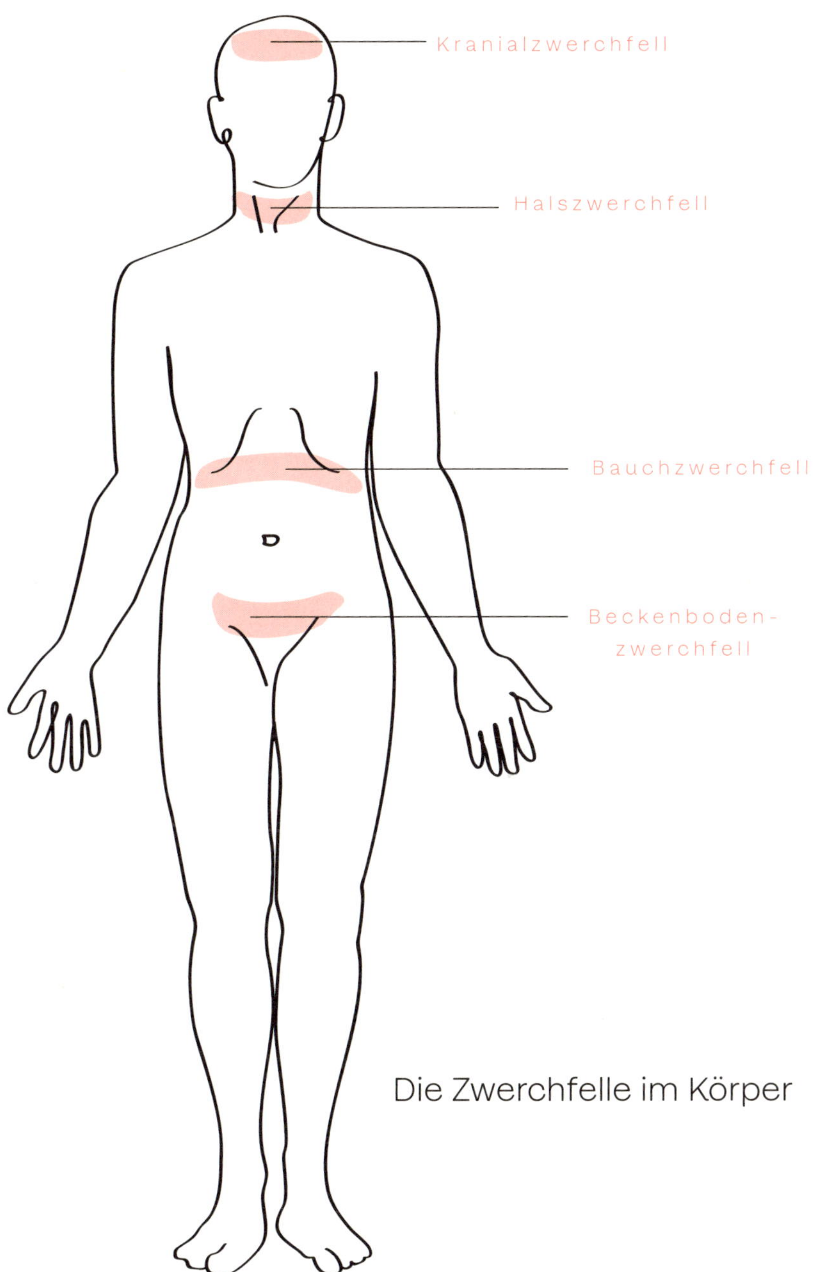

Die Zwerchfelle im Körper

Bei der Bauchzwerchfellatmung bewegen wir uns von einem flachen Atmen in der Brust hin zu einem tiefen Atmen im Bauchraum. Im Gegensatz zur Brustatmung wird der Parasympathikus stimuliert, wir entspannen uns. Sauerstoff gelangt tiefer in die Lunge und sorgt für einen effektiveren Gasaustausch mit dem Blut. Der durchschnittliche Erwachsene nutzt nur etwa zehn Prozent des möglichen Zwerchfellbewegungsbereichs. Das bedeutet, dass wir zwar genügend Gasaustausch und Blutkreislauf haben, um zu überleben, aber eben nicht genug, um optimal gesund zu sein. Außerdem stabilisiert die Bauchzwerchfellatmung unsere Bauch- und Rückenmuskulatur durch den Intraabdominaldruck und massiert Organe wie die Leber, den Magen und den Darm, was die Verdauung verbessert.

Es gibt also genug Gründe, bewusst auf die Atmung zu achten und regelmäßig Atemübungen durchzuführen, um das Zwerchfell zu aktivieren und zu stärken. Das Ziel ist es, den Zwerchfellbewegungsbereich auf etwa 40 bis 60 Prozent zu erhöhen. So können wir auch Stressenergien lösen, die sich im Zwerchfell festsetzen. Dies kann durch gezielte Atemübungen und -techniken sowie Dehnübungen erreicht werden.

Übungen zur Vertiefung der Atmung

Eine ganz einfache Übung besteht darin, sich hinzulegen oder hinzustellen und die Hand auf den Bauch zu legen, um die Atmung zu spüren und bewusst tief durch die Nase ein- und auszuatmen. Ausgesprochen unterstützend kann es auch sein, wenn du deine Hände als Feedback benutzt. Dazu positionierst du die Hände rechts und links an den unteren zwei bis drei Rippenbogen. Wenn du in deine Hände atmest, bekommst du ein sensorisches Feedback, was besonders Anfänger:innen hilft, die Bewegungen wahrzunehmen. Du lässt deine Hände weiterhin auf den äußeren Rippenbogen liegen. Wenn du es ausprobieren magst, kannst du bei der nächsten Ausatmung deine Hände mit einem sanften Druck etwas tiefer in den Körper einsinken lassen. Verweile dort mit deinen Händen und atme weiter ein und aus. Atme acht bis zwölf Atemzüge so. Dann kannst du deine Hände wieder lösen.

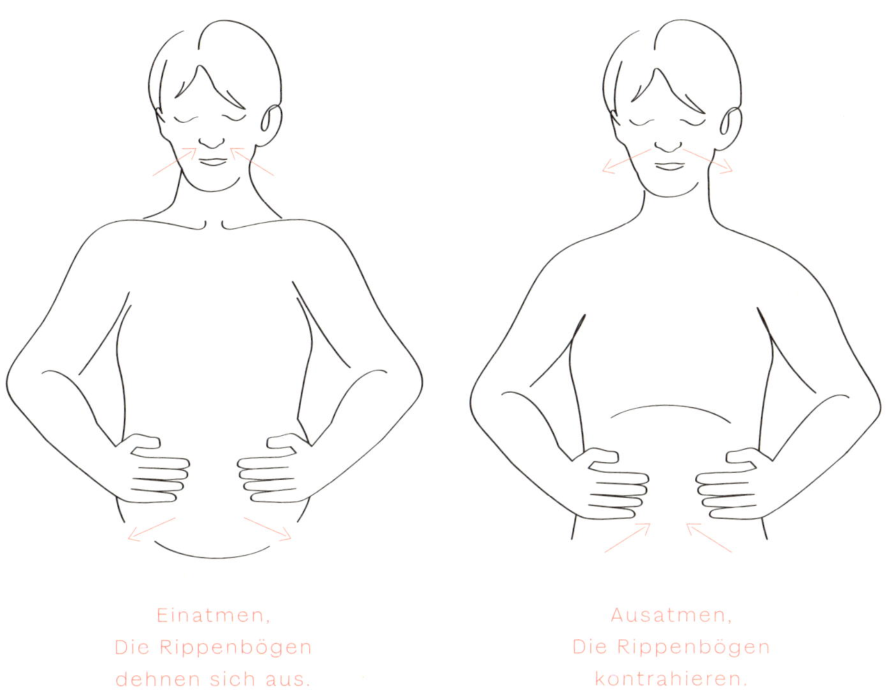

Einatmen.
Die Rippenbögen dehnen sich aus.

Ausatmen.
Die Rippenbögen kontrahieren.

Alternativ kannst du ein etwas stärkeres Gummiflexband benutzen, das du dir unterhalb des Brustkorbs umspannst. Mein Flexiband liegt morgens immer direkt in der Küche. Ich lege es an, wenn ich die Morgengetränke vorbereite und die Spülmaschine ausräume. Ich atme während dieser zehn Minuten eine bewusste Nasen-/Bauchzwerchfellatmung und trainiere mithilfe des Feedbackbands parallel mein Zwerchfell. Mit der Übung massierst du dein Zwerchfell von innen. Es kann sich dann ohne deine Hände etwas mehr wieder ausdehnen und entspannen. Du kannst das auch beim täglichen Spaziergang mit dem Hund machen. Im Folgenden habe ich dir noch einige weitere Übungen zusammengestellt, die du ohne Aufwand in deinen Alltag integrieren kannst. Sie dienen dir zur Mobilisierung des Zwerchfells und der Atemmuskulatur.

Sitzende Rotation

- Setze dich auf einen Stuhl oder ein Sitzkissen und drehe deinen Oberkörper sanft nach rechts und links.
- Achte darauf, dass dein Becken stabil bleibt und du dich nicht in den unteren Rücken lehnst.
- Atme dabei tief und gleichmäßig durch die Nase ein und aus und spüre, wie sich die Rotation deines Oberkörpers auf das Zwerchfell auswirkt.
- Wiederhole die Übung für mehrere Minuten.

Stehende Seitbeuge

- Stehe aufrecht mit den Füßen etwa hüftbreit auseinander.
- Hebe deinen rechten Arm über den Kopf und beuge deinen Oberkörper langsam zur linken Seite. Spüre, wie sich das Zwerchfell auf der rechten Seite dehnt und entspannt.
- Wippe dich in die Dehnung für etwa 30 Sekunden und wechsle die Seite. Achte darauf, dass du keinen Schmerz verspürst.

Brustdehnung im Liegen

- Lege dich auf den Rücken und bringe deine Arme seitlich in Schulterhöhe auf den Boden.
- Beuge deine Ellenbogen, sodass deine Hände in einem 90-Grad-Winkel zu deinen Unterarmen stehen.
- Atme tief über die Nase mit deinem Bauchzwerchfellatem ein und drücke dabei deine Schulterblätter sanft auf den Boden. Halte die Position für 30 bis 60 Sekunden und spüre, wie sich die Dehnung auf das Zwerchfell auswirkt.

Kniende Rückenstreckung

- Beginne in einer knienden Position, mit den Händen auf dem Boden.
- Atme tief ein und hebe deine Hände über deinen Kopf.
- Halte deine Arme gestreckt, während du langsam ausatmest und deinen Oberkörper nach vorn beugst, wobei deine Stirn Richtung Boden geht.
- Halte diese Position für einige Atemzüge und spüre, wie sich deine Wirbelsäule streckt und dein Zwerchfell entspannt.

Kobra (Asana aus dem Yoga)

- Lege dich auf den Bauch und platziere deine Hände neben deinen Schultern.
- Atme tief ein und hebe langsam deinen Oberkörper vom Boden ab; dabei bleiben die Hände am Boden, die Arme strecken sich.
- Halte diese Position für einige Atemzüge und spüre, wie sich deine Brust öffnet und dein Zwerchfell entspannt.

Liegende Drehung

- Lege dich auf den Rücken und ziehe deine Knie in Richtung Brust.
- Atme tief ein und lass dann deine Knie langsam zu einer Seite fallen, während du deine Arme ausstreckst und deinen Blick zur gegenüberliegenden Seite wendest.
- Wippe und halte diese Position sanft für einige Atemzüge und spüre, wie sich deine Wirbelsäule dehnt und dein Zwerchfell entspannt.
- Führe die Übung dann zur anderen Seite durch.

5

Von der Theorie in die Praxis

Welcher Atemtyp bist du?

Bei der Atemanalyse, die ein ausgebildeter Atem-Coach oder ein:e -lehrer:in durchführen kann, gibt es unterschiedliche Merkmale, auf die wir achten. Damit du herausfinden kannst, welcher Atemtyp du bist, beschreibe ich auf den folgenden Seiten die bekanntesten Atemmuster. Als Atemmuster bezeichnen wir die Art und Weise, auf die wir für gewöhnlich im Alltag im Ruhezustand atmen, Tag und Nacht. Das Atemmuster basiert auf der Atemfrequenz, der Atemtiefe, dem Atemrhythmus und Atemgeräuschen. Es ist ein Parameter für die Sauerstoffsättigung im Blut und die Kohlendioxidtoleranz.

Ich gehe hier lediglich auf die Hauptatemmuster ein – bitte beachte, dass es auch Mischformen gibt. Aus meiner früheren Arbeit in der Redaktion des Frauenmagazins *Brigitte* weiß ich, wie sehr wir Tests lieben – es gibt uns Sicherheit, wenn wir uns irgendwo einordnen. Ich bitte dich dennoch, dein Atemmuster möglichst bewertungsfrei zu betrachten. Wir finden uns häufig viel zu schnell in einer Beschreibung wieder und stecken dann in einer Schublade fest. Mir ist wichtig, dass du dein Atemmuster beobachtest und vor allem fühlst. Meine Beschreibungen sollen dazu dienen, dich besser kennenzulernen.

Viele Menschen haben ein dysfunktionales Atemmuster wie eine flache Atmung, eine verstopfte Nase, einen stockenden Atem, hektisches Atmen, ständiges Gähnen, Seufzen u.Ä. Deshalb sind die folgenden Beschreibungen als Orientierung gedacht. Die wichtigste Übung für deinen Alltag ist das Atembewusstsein. Es geht bei den

Atemtypen nicht darum, etwas zu verändern, zu reparieren oder zu transformieren. Transformation geschieht – ohne unser Zutun, ohne Kontrolle, ohne To-do-Listen, ohne Wollen. Einfach so. Atembewusstsein, Selbstmitgefühl und Eigenliebe sind meiner Erfahrung nach die stärksten Ressourcen für deinen Weg der Bewusstwerdung und Heilung. Wenn du den folgenden Text liest und dich vielleicht in dem einen oder anderen Atemtyp wiederfindest, stellst du dir vielleicht die Frage, welche Atemübungen sich für dich am besten eignen würden. Da jedes Atemmuster und jeder Atemtyp so individuell wie ein Fingerabdruck ist, ergibt es am meisten Sinn, ein Atem-Coaching zu buchen. Tipps, wie du eine:n passende:n Atemlehrer:in findest, habe ich dir in Kapitel 6 zusammengestellt (siehe S. 260–262). Die Übungen in diesem Buch eignen sich für alle Atemtypen. Du kannst dich deshalb einfach leiten lassen, womit du anfangen oder was du mit deiner schon bestehende Atempraxis kombinieren möchtest. Wenn du bereits über einen Zeitraum praktiziert hast, bietet sich ein individuelles, auf dich abgestimmtes Atem-Coaching für dich an.

Wie erkennst du dein Atemmuster?

Wenn du dein Atemmuster besser verstehen willst, findest du hier ein paar Aspekte, auf die du in deinem täglichen Leben achten kannst:

- Atmest du den ganzen Tag über die Nase?
- Atmest du eine Bauchzwerchfellatmung?
- Ist deine Ausatmung entspannt?
- Wie fließt dein Atem beim Sport oder bei Anstrengung?
- Wie atmest du nachts? Fühlst du dich morgens erholt?
- Wie holst du beim Sprechen Luft?
- Wie fließt dein Atem im Ruhezustand?

Was mir noch ganz wichtig ist: Hinter jeder der folgenden Annahmen steht ein »Könnte«. Ich teile hier mit dir Erfahrungswerte aus meinen Ausbildungen und vor allem aus meinen unzähligen Atem-Coachings und -Sessions, die ich unterrichtet habe. Ausnahmen bestätigen jedoch die Regel – du bist einzigartig mit deiner Biografie und deinem Atemmuster.

Sich über den Atem neu kennenlernen

Um deinen Atem zu lesen, empfehle ich dir, dich mit nacktem Oberkörper vor einen Ganzkörperspiegel zu stellen. Es geht darum, deinen Atem im Ruhezustand zu beobachten, also wie du ein- und ausatmest. Ruhezustand heißt, dass du vorher keine Aktivität im Körper hattest, also keine Aufregung, keinen Stress, und dass du vorher auch nicht beim Sport warst. Du atmest auf natürliche und entspannte Weise, ohne bewusst tiefe Atemzüge zu nehmen oder die Atmung zu kontrollieren. Wenn der Körper in Ruhe ist, sollte die Atmung ruhig und gleichmäßig sein, ohne dass man sich darauf konzentrieren oder Anstrengungen unternehmen muss.

Kontrollierte:r Atmer:in

Beim Thema Atmen wird häufig von kontrollierter Atmung gesprochen. Ich verwende lieber den Begriff »regulierende Atmung«, denn den Atem zu kontrollieren heißt meist auch, dass man im Leben etwas kontrollieren möchte. Diese Atmer:innen haben die Fähigkeit, die Atmung sehr bewusst zu steuern, um sich zu entspannen oder Energie zu gewinnen.

Merkmale

- Menschen, die ihre Ausatmung gewohnheitsmäßig kontrollieren und pushen
- Haben Schwierigkeit bei der Erkennung des Atemmusters wegen ausgeprägter Fähigkeit zu »faken«

- Häufig Menschen in Führungspositionen, Sportler:innen etc.
- Denken viel und vor allem, dass ihre Wahrheit die »richtige« ist; Starrheit in den Gedankengängen, stark vorausplanend und Sorgenszenarien in den Gedanken
- Haben Schwierigkeiten zu vertrauen: sich selbst, dem Leben und anderen Menschen
- Versuchen, alle Umstände zu kontrollieren oder zumindest Lebensfelder zu finden, die kontrollierbar sind
- Fühlen sich oft unsicher und sind häufig besonders gut in etwas, allerdings mit viel Anstrengung und starkem Willen
- Können oft sehr erfolgreiche Menschen sein, die über den Erfolg ihre Komfortzone haben und so bestimmen und damit kontrollieren können, was als Nächstes passiert
- Sind häufig mit heftigen Lebenssituationen wie Unfall, Naturkatastrophen, plötzlichen Kündigungen etc. konfrontiert
- Waren in der Kindheit oft auf sich allein gestellt; hatten das Gefühl, in ihrer Familie »falsch« zu sein bzw. nicht dazuzugehören; emotional vernachlässigt
- Zwerchfell bzw. Muskulatur stark angespannt, häufig Spannungsschmerzen wie chronische Schmerzen, z. B. Rücken- oder Kopfschmerzen
- Verstärktes und mangelndes Vertrauen; »kontrollierte Hingabe«; bestimmen, was »Gutes« im Leben fließen darf
- Können Schwierigkeiten haben, Gedanken und Gefühle einfach sein zu lassen oder auch loszulassen; sich ständig drehendes Gedankenkarussell
- Haben das Gefühl, immer etwas tun zu müssen, sind immer in Bewegung, kümmern sich immerzu um etwas; Ruhe und Stillstand scheinen »gefährlich« zu sein

Self-Study

Am besten legst du deine Hände auf deinen Körper: die rechte Hand auf deinen Brustraum, die linke auf deinen Bauchraum. Wo beginnt dein Atem? In der Mitte – bewegt sich im Brust- und Bauchraum also wenig? Achte auf deinen Ausatem. Fließt der Atem von allein

ein und aus? Fühlt sich der Ausatem eher anstrengend an, pushst du ihn hinaus? Wie fühlt sich der Satz: »Dein Atem fließt von allein aus und ein« in dir an? Fühlst du dich dabei angestrengt und möchtest du es auf jeden Fall »richtig« machen? Achte darauf, ob dein Ausatmen weich ist.

Eingefrorene:r Atmer:in

Diese Art von Atmung ist typisch für Menschen, die unter Stress oder Angst stehen. Eingefrorene Atmer:innen halten oft den Atem an oder atmen sehr flach sowie tendenziell schnell.

Merkmale

- Haben die Tendenz, die Bewegung ihres Atems anzuhalten und seinen Ein- und Ausatmungsfluss einzuschränken
- Bei gesunder Atmung gibt es eine sehr kurze, natürliche Pause zwischen Einatmen und Ausatmen; wenn unbewusst die Einatmung viel länger dauert, könnte der Atem für einen Moment eingefroren sein
- Atmung kann nach einer Zeit schneller, flacher Atemzüge auftreten (die normalerweise stressbedingt sind)
- Energielevel ist häufig schnell erschöpft und der Sauerstoffgehalt im Blut niedrig
- Chemisches Gleichgewicht könnte gestört sein, was zu einem unregelmäßigen Atemmuster führen kann; schnelle Atmung, keine Atmung, stark unregelmäßige Atmung
- Fähigkeit, den Körper wahrzunehmen, ist erschwert; oft ist Taubheit wahrnehmbar
- Muskeln und Faszien sind eher starr und verhärtet
- Schwierigkeiten, sich auf Neues einzulassen; geistige Enge; Ideenlosigkeit
- Wissen nichts mit dem Leben anzufangen; sind ständig auf der Suche nach dem Sinn des Lebens
- Formen erlebter Traumata können nachhaltige Auswirkungen haben und den gefrorenen Atem hervorrufen

- Gespeicherte Angst im Körper, z. B. Entscheidungen zu treffen, von Gefühlen oder dem Leben überrannt zu werden; wenig Kapazität zu fühlen
- Haben kaum Lebensfreude und Energie; sind viel im Kopf und in den Gedanken zu Hause
- Wenig Kontakt zum Körper; haben eventuell Schwierigkeiten, mit sich und der Umwelt in Verbindung zu gehen

Self-Study

Achte vor dem Spiegel auf deine Brust, dein Zwerchfell und deinen Bauch. Bewegt sich etwas? Siehst du Atem einströmen? Im zweiten Schritt spürst du deinen Atem ein- und ausfließen. Achte darauf, ob du ihn wahrnehmen kannst. Fühlst du eher Kälte im Körper, tendenziell in den Händen und Füßen? Achte im Alltag darauf, ob du atmest, wenn du in Stress gerätst, oder ob der Atem eher eingefroren bzw. erstarrt ist.

Brustatmer:in

Brustatmer:innen sind prima im Organisieren. Sie können sich super um andere in der Familie oder im Team kümmern – und verlieren dabei ihre Selbstfürsorge aus den Augen. Die Atmung erfolgt hauptsächlich im oberen Bereich der Lunge und der Brustmuskulatur, kaum mit dem Bauch. Der Brustkorb hebt und senkt sich während der Atmung.

Merkmale

- Benutzen wenig oder gar nicht das Zwerchfell; können nur beschwerlich in den Bauchraum atmen und haben dadurch wenig Kontakt zur Erde
- Sind häufig Perfektionist:innen, Manager:innen, Führungskräfte, ehrgeizige Menschen; können starke Nackenverspannungen, Verdauungs- und Stoffwechselschwierigkeiten haben, eher Steifheit in den Muskeln und Gelenken, sind meist körperlich nicht so beweglich

- Häufig erhöhte Atemfrequenz, um genügend Sauerstoff aufzunehmen; dies kann zu einem konstanten unbewussten Zustand von Stress oder Angst führen
- Kleine Zwischenrippenmuskeln ermüden leichter als das Zwerchfell, was die körperliche Leistungsfähigkeit bzw. den Energielevel einschränken kann
- Zeichen von gewohnheitsmäßigem Stress, begleitet von möglichen verdrängenden Angstzuständen, geringem Selbstwertgefühl und tieferen Themen von Unzulänglichkeit sowie fehlendem Zugehörigkeitsgefühl
- Gewohnheitsmäßige Brustatmung kann auch durch äußere Faktoren wie zu enge Kleidung, zu viel sitzende Arbeit und Baucheinziehen verursacht werden
- Weniger effektiv bei der Sauerstoffaufnahme; oft kommt es zu einer unzureichenden Sauerstoffversorgung des Körpers
- Haben in der Kindheit möglicherweise nicht genug Zuwendung, Liebe, Fürsorge und Körperkontakt erfahren
- Themen wie Angst vor dem Leben; fehlendes Vertrauen in sich selbst und andere; Kompensationsstrategien über viel Leistung

Self-Study

Lege deine rechte Hand auf deinen Brustraum und die linke Hand auf deinen unteren Bauch. Wenn du vor dem Spiegel stehst, kannst du beobachten, ob sich in der Tendenz dein Brustkorb stark hebt und senkt, und spüren, ob sich dein Bauch bewegt.

Rundrücken-Atmer:in

Bei dieser Art des Atmens kommt es häufig zu einer starken Verengung der Lunge oder der Bronchien. Rundrücken-Atmer:innen atmen normalerweise schnell und flach, und sie benutzen nicht den gesamten Atembereich.

Merkmale

- Schultern sind nach vorn gerundet, eher schützend, die Brust ist eingezogen, der Nacken macht hinten eine Wölbung, den sogenannten Handy-Nacken
- Haben häufig Verdauungsschwierigkeiten, Magen-Darm-Beschwerden und/oder auch Blähungen
- Muskeltonus ist eher geschwächt, auch sind die Bauchmuskeln wenig ausgeprägt
- Vermehrt Tätigkeiten wie viel am Smartphone hängen oder am Computer sitzen
- Haben oft Traumata erlebt; Schutzfunktion des Körpers
- Machen sich kleiner aus dem Gefühl des Mangels, dass nicht genug da ist
- Wollen den Herzraum schützen, nie wieder ein gebrochenes Herz haben; Angst vor Verlust, dem Alleinsein
- Wollen unbedingt in Verbindung bleiben; ignorieren dafür eigene Bedürfnisse
- Müdigkeit; ein Gefühl von Anstrengung; emotional verschlossen; tendenziell pessimistisch
- Fühlen sich auf allen Ebenen häufig nicht ausreichend genährt; haben oft einen Mangel an Nährstoffen
- Probleme mit den Brustwirbeln; Schulterschmerzen
- Angestauter Ärger; finden keinen physischen oder verbalen Ausdruck für ihre Wut
- Haben wenig Möglichkeit, Gefühle und Emotionen auszudrücken
- Angst vor Eskalation, Rache – von anderen, aber auch von sich selbst
- Leber und Gallenblase können ein gesundheitliches Thema sein, etwa mit starken Stimmungsschwankungen, Schmerzen bei der Menstruation, Choleriker

Self-Study

Lege deine Hände übereinander auf dem unteren Bauch ab, die linke Hand über der rechten. Spüre, ob sich dein Körper so vertraut anfühlt. Senke nun deinen Kopf leicht in Richtung Brustkorb, rolle deine Schultern etwas übertrieben nach vorn. Nun atme über die Nase ein und aus und spüre, ob dein Bauch sich hebt und senkt. Beobachte, ob du einen Rundrücken bekommst, der Brustkorb etwas in den Körper hineinfällt. Außerdem kannst du im Alltag darauf achten, wenn du an einem Spiegel oder Schaufenster vorbeigehst, wie deine Körperhaltung ist.

Rückwärtsatmer:in

Dieser Atemtyp atmet in erster Linie mit dem unteren Bereich der Lunge und nutzt den Bauchbereich, um die Atmung zu kontrollieren. Die Atmung erfordert eine bewusste Anstrengung, um den Bauch zu dehnen und einzuatmen, während sich die Brust kaum bewegt.

Merkmale

- Brust dehnt sich bei der Einatmung vor dem Bauch aus, während sich der Bauch in Richtung Wirbelsäule »zurücksaugt« – also umgekehrt dazu, wie man sonst eigentlich atmet
- Schaukelbewegung zwischen Brust und Bauch, aber der natürlichen Atmung entgegengesetzt
- Sind häufig verstärkte Mundatmer:innen; Luftstrom wird eingeschränkt, wodurch Rückwärtsatmer:innen das Gefühl haben, nicht genug Luft zu bekommen
- Ursachen können einschränkende Kleidung, ein schwaches, wenig trainiertes Zwerchfell oder psychologische Faktoren wie Angst oder Stress sein
- Können sich eher schwer konzentrieren und schwer klare Gedanken fassen
- Sind oft sehr sensible Menschen mit einer ausgeprägten Gabe für Sinneswahrnehmungen
- Körperwahrnehmung, Kontakt zu den Beinen und Füßen oder zur Koordination können eingeschränkt sein
- Häufig chronische Verspannungen im oberen Rücken, Nacken und Kiefer

- Haben vom Wesen her eher einen starken Kopfwillen, stemmen sich gegen das Leben; Kämpfergeist, allerdings auf Kosten der Körperkräfte und Energien; in jungen Jahren kann das meist noch kompensiert werden, beim Älterwerden starke Ermüdungserscheinungen; Burn-out möglich
- Können eigene Grenzen schwer wahrnehmen, selbst keine Grenzen setzen und so über die eigenen Grenzen hinausleben
- Beschreiben, spüren oder fühlen häufig das Gefühl der Taubheit
- Haben oft Schwierigkeiten, Geschenke und Unterstützung anzunehmen

Self-Study

Lege deine beiden Hände auf den unteren Bauch, die rechte Hand auf die rechte Seite, die linke auf die linke. Die Handballen berühren deine äußeren Hüftknochen, die Finger zeigen nach innen zum Schambein. Lass den Atem jetzt entspannen und in deinen Körper einfließen. Spüre nach, wie der Bauch sich hebt und senkt und ob du genau umgekehrt atmest, also beim Einatmen den Bauch nach innen ziehst und beim Ausatmen nach außen wölbst.

Nach-Luft-Schnapp-Atmer:in

Dieser Atemtyp tritt häufig bei Menschen auf, die unter Panikattacken oder anderen Angstzuständen leiden. Nach-Luft-Schnapp-Atmer:innen atmen schnell und unregelmäßig, ohne die natürliche Pause zwischen Ein- und Ausatmen zuzulassen, oft begleitet von einem lauten Schnappen beim Einatmen.

Merkmale

- Unterbrechen Gespräche, um ihren Standpunkt deutlich zu machen, oder geraten außer Atem, wenn sie sprechen
- Verspüren Anstrengung beim Reden; angespannte Stimmbänder; Atemräume sind meist verschlossen
- Schnappatmung kann in Zeiten von Streit, Konflikten oder Konfrontation auftreten

- Haben möglicherweise ein echtes Bedürfnis, sich zu beweisen, gehört zu werden oder im Mittelpunkt der Aufmerksamkeit zu stehen
- Haben oft sehr viele Ideen und sprudeln in wahnsinniger Geschwindigkeit damit heraus
- Haben einen starken inneren Druck und beeilen sich, alles auf einmal zu kommunizieren
- Sind eher selten im Hier und Jetzt zu Hause
- Haben häufig einen höheren Blutdruck
- Sprechen oft schnell und laut
- Fühlen sich häufig sehr gehetzt und unter Druck, da sie sich keine Pause zwischen den Atemzyklen erlauben
- Haben möglicherweise Schwierigkeiten zuzuhören und fühlen sich mit Stille unwohl
- Finden es häufig schwer, sich zu entspannen und das Leben so zu akzeptieren, wie es geschieht
- Haben sich als Kind meist eher vergessen und nicht wichtig gefühlt; mangelnde Selbstthemen wie z. B. Selbstwertgefühl, Selbstbewusstsein, Selbstliebe etc.

Self-Study

Beobachte dich in Gesprächen: Fällst du anderen oft ins Wort, kannst dich kaum zurückhalten, um endlich deine Geschichte zu erzählen? Prüfe, ob du atemlos bist, während du z. B. etwas präsentierst oder über eine Erfahrung sprichst. Redest du schnell? Fühlst du, dass du etwas zu sagen hast? Empfindest du es als wichtig, was du zu sagen hast? Häufig sitzen die körperlichen Blockaden im Nacken, im Gaumen, im unteren Rücken und in den Hüften.

Teste deine Atemkapazität

Unsere Nase ist beim Thema Atmen ein wichtiges Körperteil. Vor allem die Haare in der Nase und der Schleim haben eine wichtige Funktion, um die Atemwege zu schützen und zu reinigen. Die Nasenhaare fungieren als Filter, um größere Partikel wie Staub, Pollen und Schmutz aus der Atemluft zu entfernen. Der Schleim in den Atemwegen hat eine ähnliche Funktion: Er fängt kleinere Partikel wie Bakterien und Viren ein. Durch das Zusammenwirken von Nasenhaaren und Schleim wird die Luft, die wir atmen, gereinigt und befeuchtet. Der Schleim sorgt zudem dafür, dass die Luftfeuchtigkeit in den Atemwegen aufrechterhalten wird, was wichtig ist, um Infektionen zu vermeiden. Darüber hinaus enthält der Schleim spezielle Enzyme und Antikörper, die pathogene Keime abtöten und verhindern, dass sie in den Körper eindringen.

In Kapitel 4 habe ich dir noch einige weitere Argumente für die Nasenatmung mitgegeben. Doch was ist bei einer verstopften Nase? Viele meiner Klient:innen haben häufig damit zu tun. Über den Mund zu atmen scheint dann der logische Weg zu sein. Speziell in der Zeit, als wir unentwegt Schutzmasken tragen mussten, haben viele Menschen intensiv über den Mund geatmet, was das Unbehagen beim Tragen der Maske und den Stress zusätzlich erhöht hat. Die Masken an sich sind nicht das Problem gewesen, wir wussten oft nur leider nicht, wie man damit optimal atmet. Das wäre sinnvoll gewesen, da wir mit der Maske auch die Kohlendioxidtoleranz erhöhen können.

Im Spitzensport gibt es sogar spezielle Trainingsatemmasken, um ein besseres Trainingsergebnis zu erzielen und mehr Energie und vor allem Sauerstoff im Blut bzw. im Körper zu haben.

Welche Rolle spielt das Gas NO?

NO, Nitric Oxide oder Stickoxid, ist ein wichtiges Molekül, das in den Nasennebenhöhlen produziert wird. Es spielt eine entscheidende Rolle bei der Weitung der Atemwege und Blutgefäße, wodurch es den Blutdruck reguliert und senkt und somit zur Gesundheit der Blutgefäße beiträgt. Zusätzlich hemmt es das Wachstum von Krankheitserregern, indem es antiviral und antibakteriell wirkt. Interessanterweise wird bei einer langsamen Nasenatmung sechsmal mehr NO produziert als bei der Mundatmung. Beim Summen erzeugt der Ausatem sogar einen 15-fachen Anstieg von NO. Die Bedeutung von NO für unsere Gesundheit ist enorm. Durch die Erhöhung des NO-Spiegels kann die Durchblutung und Sauerstoffversorgung im Körper optimiert werden, was auch zu besseren kognitiven Funktionen führen kann. In der Medizin wird NO als Behandlungsoption bei Lungenproblemen wie Asthma eingesetzt. Insgesamt ist NO ein faszinierendes Molekül mit vielen wichtigen Funktionen im Körper. Eine bewusste Atmung, insbesondere durch die Nase, und das Summen kann dabei helfen, den NO-Spiegel zu erhöhen.

Der BOLT-Score

Die Atemkapazität steht in direktem Zusammenhang mit der Energie und Kapazität der Belastungsfähigkeit. Es geht dabei um die Frage, wie hoch aktuell deine Kohlendioxidtoleranz ist. Die Atemkapazität zu messen ist ein guter Indikator für die Lungenfunktion und die Gesundheit des Atemsystems. Eine eingeschränkte Atemkapazität kann auf eine Reihe von Erkrankungen wie beispielsweise Asthma oder die Chronisch obstruktive Lungenerkrankung (COPD) hinweisen. Die Messung der Atemkapazität kann auch deine sportliche Leistungsfähigkeit erhöhen, da eine effektivere Atmung mehr Sauerstoff zu den Muskeln transportiert, die Ausdauer und Kondition verbessern.

Der BOLT (Body Oxygen Level Test) ist ein Atemtest, der die Kohlendioxidtoleranz misst und zur Beurteilung der Kohlendioxidempfindlichkeit und der Atemfrequenz verwendet wird. Die Methode der Messung basiert auf der Buteyko-Methode, die Konstantin Buteyko in den 1950er-Jahren entwickelt hat. Patrick McKeown hat die Messung des BOLT-Score aus den Atemprogrammen Buteyko und Oxygen Advantage® weiterentwickelt. Der BOLT-Test beinhaltet das Einatmen durch die Nase sowie das anschließende Ausatmen und das Halten des Atems bis zu dem Punkt, an dem der erste Atemreiz auftritt. Der Atemreiz wird als das Gefühl von Unbehagen oder als Zwerchfellzucken beschrieben. Der BOLT-Test wird von vielen Atemtrainer:innen und Atemtherapeut:innen verwendet, um die Atmung zu verbessern und eine optimale Kohlendioxidempfindlichkeit zu erreichen.

Der BOLT-Score gibt an, wie lange eine Person den Atem halten kann, bevor sie den ersten Atemreiz verspürt. Ein höherer BOLT-Score bedeutet, dass die Person eine ausgeprägtere Kohlendioxidempfindlichkeit hat, d. h. der Körper ist besser in der Lage, auf Veränderungen des Kohlendioxidgehalts im Blut zu reagieren und den Atemrhythmus entsprechend anzupassen. Ein niedriger BOLT-Score kann auf eine verminderte Kohlendioxidempfindlichkeit hinweisen und mit einer erhöhten Atemfrequenz oder chronischen Hyperventilation zusammenhängen. Ich habe für mich Folgendes herausgefunden: Ist mein BOLT-Score niedrig, ist meist auch meine physische und psychische Belastungsfähigkeit gering. Durch regelmäßiges Training mit dem BOLT-Test können Menschen ihre Kohlendioxidempfindlichkeit verbessern und ihre Atmung normalisieren.

Du kannst deinen BOLT-Score auch selbst messen. Dafür brauchst du eine Stoppuhr mit Sekundenanzeige, etwa auf deinem Mobiltelefon. Es wird empfohlen, den BOLT-Score gleich morgens vor dem Aufstehen im Sitzen zu messen.

- Atme normal und ohne Geräusch über die Nase ein.
- Atme im Anschluss genauso über die Nase wieder aus.
- Nach einer normalen Ausatmung hältst du beide Nasenlöcher mit deinen Fingern zu, sodass du keine Luft mehr in die Lunge einatmest.
- Du hältst die Ausatmung, bis du den ersten Impuls spürst, wieder einatmen zu wollen.

Wichtig: Es geht nicht darum, so lange wie möglich die Ausatmung zu halten. Wenn du wieder einatmest, geht es um einen entspannten Einatemzug. Wenn du nach Luft schnappen musst, war es zu lang. Warte dann einige Atemzüge, bevor du die Messung wiederholst. Falls du nur ein paar Sekunden durchhalten kannst, deutet das darauf hin, dass du eher schnell atmest, ohne eine natürliche Pause zwischen den Atemzügen zu machen.

Was sagt die Messung aus?

Patricks jahrelange Erfahrung zeigt, dass ein BOLT-Score von 40 Sekunden auf Anhieb eher selten ist. Ein guter BOLT-Score und damit ein funktionales Atemmuster liegt meist bei etwa 20 bis 25 Sekunden. Optimal wären 30 Sekunden. Bei Menschen mit diesem BOLT-Wert liegt die Atemfrequenz meist bei dem optimalen Atemmuster von acht bis zehn Atemzügen pro Minute. Diese verlangsamte Atemfrequenz sorgt für eine bessere Sauerstoffversorgung und führt zu einer besseren Atemeffizienz. Bei einem BOLT-Score von unter 20 Sekunden spricht man von einem dysfunktionalen Atemmuster. Bei Menschen, die eine Erkrankung wie beispielsweise Long Covid, Asthma oder Angst- und Panikstörungen haben, liegt der BOLT-Score meist zwischen 10 und 15 Sekunden. Und bei Personen, die immer durch den Mund atmen und die eine chronische Hyperventilation haben, liegt er meist noch darunter. Den BOLT-Score zu messen ist eine Richtlinie, um eine Einschätzung für dich zu finden. Wenn es nicht klappt oder du unsicher bist, dann finde am besten mit einem Atem-Coach oder Facilitator heraus, wie du am besten dein Atemmuster finden kannst. Um deinen BOLT-Score zu steigern, eignet sich die LSD-Atmung (siehe S. 211–216) sehr gut. Wenn du die Übung regelmäßig machst, kannst du parallel immer wieder deinen BOLT-Score messen und deine Fortschritte beobachten. Einige unserer Intesoma-Breathwork-Student:innen und auch Klienten:innen von mir neigen dazu, es mit dem Messen zu übertreiben. Es soll dir eine Orientierung geben und dich nicht zusätzlich stressen. Wichtig ist daher, einen entspannten Umgang mit der Messung zu finden. Ich betone an dieser Stelle noch einmal: Ausnahmen bestätigen die Regel. Der BOLT-Score ist eine einfach Methode und dient der eigenen Orientierung. Wenn man sich nicht sicher ist, dann ist es immer ratsam andere Messmethoden und einen Profi hinzuzuziehen.

Regulierende und aktivierende Atemtechniken

Wir regulieren uns den ganzen Tag. Jeder Mensch hat seine eigenen Kompensationsstrategien: ein Espresso mit Schokolade, um das Nachmittagstief zu überwinden, oder das Glas Wein am Abend, das die Entspannung einläutet. Es spricht weder gegen das eine noch das andere etwas, wenngleich ich inzwischen bewusst auf andere Dinge zurückgreife. Während ich diesen Satz schreibe, sagt mir eine Stimme im Ohr: »Naja, aber Kaffee, Zucker, Alkohol & Co. machen ja auch Spaß.« Für mich geht es diesbezüglich nicht um Spaß am Genuss. Ich habe all das früher auch zur Kompensation genutzt – um mich sicher zu fühlen, um nicht mehr so müde zu sein, um am Abend den Stress des Tages im Körper etwas leichter werden zu lassen. Für mich ist es kein Verzicht, ich weiß nur, dass es meinem Körper mit diesen Stoffen langfristig nicht gut geht. Das ist alles. Deshalb ist es eine Entscheidung für meine Selbstfürsorge, und ich spüre es täglich an der Regulierungsfähigkeit meines Nervensystems.

Du kannst in Zukunft eine Atemsequenz nutzen und ausprobieren, wie dein Körper und dein Nervensystem darauf reagieren. Und wie immer gilt: bitte nicht alles auf einmal. Der Körper braucht Zeit, und es ist wirklich sinnvoll, geduldig und achtsam mit sich zu sein. Du hast deine eigene Biografie und Erinnerungen im Körper gespeichert. Deshalb bin ich der Meinung, dass wir individuellere Ansätze für jedes einzelne Individuum brauchen. Dabei sind für mich vor allem die Techniken der Buteyko-Methode wichtig. Doch es geht mir nicht nur um die richtige Technik des Atmens, sondern auch um das Bewusstsein für unseren Atem und das somatische Bewusstsein sowie die Interozeption, also die Wahrnehmung aus dem eigenen Inneren.

Entspannen mit regulierenden Atemübungen

Regulierende Atemübungen sind eine effektive Möglichkeit, um die körperliche und geistige Gesundheit zu verbessern. Regulierend heißt hier, die Atemrate zu verlangsamen und oft auch die Ausatmung zu verlängern. Diese Übungen können helfen, den Atemrhythmus zu regulieren und den Körper zu entspannen. Verschiedene Techniken wie die Boxatmung (siehe S. 219), die LSD-Atmung (siehe S. 211–216) oder die Summatmung (siehe S. 217) können dabei helfen, die Kohlendioxidtoleranz im Körper zu erhöhen und somit die Resilienz zu steigern. Eine Studie (10) hat gezeigt, wie sich die verlangsamte Atmung auf den Körper und besonders die Herzratenvariabilität auswirkt. Diese verlangsamte Art von Atemübungen eignet sich ausgezeichnet für Menschen, die ständig »on the run« sind, sich zu häufig im Sympathikus-Modus befinden und unter Dauerstress leiden. Gerade Menschen mit einem niedrigen BOLT-Score – unter 20 – können von den Übungen profitieren.

Regulierende Atemübungen sind extrem hilfreich am Abend, wenn sich die Gedanken im Kreis drehen. Durch die Übungen kann man aus dem Kopf zurück in den Körper, in seine innere Ruhe, finden. Die Atemübungen können auch nach transformativen Atem-Sessions praktiziert werden, um die Kohlendioxidtoleranz wieder zu steigern und Stresszyklen zu vervollständigen.

Grundsätzlich können sie aber zu jeder Tageszeit als tägliche Routine eingebaut werden. Sie gleichen die Herzratenvariabilität (HRV) sehr schnell aus und bringen Balance und Sicherheit zurück in den

Körper. Die HRV bezieht sich auf die natürlichen Variationen in den Zeitintervallen zwischen den Herzschlägen. Normalerweise ist die Herzfrequenz nicht konstant, sondern zeigt kleine Schwankungen in den Abständen zwischen den einzelnen Herzschlägen. Die HRV misst und analysiert diese Variationen und gibt Aufschluss über die Anpassungsfähigkeit des Herz-Kreislauf-Systems an verschiedene Bedingungen.

Die HRV wird als Indikator für die Flexibilität des autonomen Nervensystems betrachtet, das den Herzschlag reguliert. Sie spiegelt die Balance zwischen dem sympathischen Nervensystem (das für die Aktivierung und Stressreaktion verantwortlich ist) und dem parasympathischen Nervensystem (das für die Entspannung und Erholung zuständig ist) wider. Man kann die HRV mit technischen Gadgets wie dem Oura-Ring oder einem Brustgurt selbst bestimmen. Darüber hinaus gibt es auch professionelle Messungen, die man von entsprechenden Fachkräften erheben lassen kann.

Energie tanken mit aktivierenden Atemübungen

Aktivierende Atemübungen – zum Beispiel durch eine erhöhte Atemrate – sind ein wirkungsvolles Werkzeug, um den Körper zu stimulieren und Energie zu tanken. Es gibt verschiedene Situationen, in denen solche Übungen sinnvoll sein können. Zum einen können sie Menschen helfen, die viel im dorsalen Vagusnerv sind, was häufig bei Depressionen, chronischer Müdigkeit und Erschöpfung, Shut-down und Taubheit der Fall ist. Durch aktivierende Atemübungen wird der Sympathikus aktiviert und der Körper in einen Zustand erhöhter Wachheit und Aktivität versetzt.

Eine weitere Gruppe von Menschen, die von aktivierenden Atemübungen profitieren können, sind diejenigen, die über ein funktionales Atemmuster und ein reguliertes Nervensystem verfügen, was sich in einem BOLT-Score von über 20 bis 25 und einer gesunden

Herzfrequenzvariabilität widerspiegelt. In diesen Fällen können Atemübungen dazu beitragen, den Stoffwechsel zu erhöhen und den Körper auf natürliche Weise zu stimulieren.

Darüber hinaus können aktivierende Atemübungen gewissermaßen auch als Espresso-Shot eingesetzt werden. Sie eignen sich perfekt, um direkt nach dem Aufstehen oder bei Müdigkeit während des Tages eine Tasse Kaffee zu ersetzen. Achte jedoch auch hier darauf nicht überzudosieren: Sie kann zu einem vorübergehenden Gefühl von Euphorie und Überaktivität des Nervensystems führen, was sich langfristig negativ auf das funktionale Atemmuster und die Kohlendioxidtoleranz auswirken kann. Ich rate von der täglichen Atempraxis mit übermäßig aktivierenden Atemübungen eher ab, weil sie langfristig und nachhaltig nicht wirken.

Aktivierende Atemübungen können auch bei transformierenden Atem-Sessions eingesetzt werden, um Stresszyklen zu vervollständigen und Emotionen zu verarbeiten. Ebenso eignen sie sich vor Eisbädern mit der Wim-Hof-Methode oder als Intention in Atemmeditationen. Sie können dabei helfen, aus dem Verstand zu kommen und loszulassen.

Es ist wichtig zu betonen, dass aktivierende Atemübungen nicht übermäßig eingesetzt werden sollten, da sie einen schnellen Kohlendioxidabbau und damit eine Verengung der Blutgefäße und Atemwege bewirken können. Stattdessen sollten sie gezielt und in Maßen eingesetzt werden, um die Vorteile zu nutzen, die sie bieten können. Dazu gehören die Stimulierung des Sympathikus, die Erhöhung des intraabdominalen Drucks und des Zwerchfells sowie die Massage von Darm und Leber. Zudem können sie dazu beitragen, die mentale Leistung kurzfristig zu erhöhen und das Zwerchfell zu trainieren.

Transformierende Atemtechniken

Transformierende Atemtechniken sind eine effektive Methode, um Spannungen im Körper zu lösen, eine tiefere Verbindung zum eigenen Atem zu finden und Zugang zu unserem Unterbewusstsein sowie zu gespeicherten, unverarbeiteten Emotionen zu bekommen. Im Kern geht es dabei darum, den Atemfluss bewusst zu gestalten und in eine tiefe Entspannung zu führen. Da es unterschiedliche Schulen gibt, gibt es auch zahlreiche Varianten, die häufig nur eines gemeinsam haben: die aktivierende Atmung.

Bei manchen Unterrichtenden atmest du ausschließlich über den geöffneten Mund, bei manchen nur über die Nase, bei manchen über Mund und Nase. Mund- und Nasenatmung sind mit dem Nervensystem verbunden. Deshalb beeinflusst die Wahl zwischen Nasen- oder Mundatmung, ob und wie sehr dein Körper aktiviert sein wird. Es geht bei den Sessions darum, den Körper in eine Art Stresssituation zu versetzen – in den Kampf-oder-Flucht-Modus, der dir hier im Buch ja inzwischen häufiger begegnet ist. Wenn wir davon ausgehen, dass in unserem Körper Stress gespeichert ist, weil wir uns im stressigen Moment nicht sicher fühlten, gibt es die Möglichkeit, in einem sicheren Raum – beispielsweise auf deiner Matte – eine Situation zu erzeugen, in der du die unterdrückten Gefühle nach oben kommen lassen kannst. Da du inzwischen weißt, dass die Atmung deine Fernbedienung für das Nervensystem ist, ist es wichtig, dir ein Umfeld zu schaffen, in dem du vertrauen kannst und dich sicher fühlst.

Wie funktioniert der verbundene Atem?

Meist geht es bei den transformierenden Sessions, in denen wir sehr intensiv atmen und in uns »eintauchen«, um den sogenannten verbundenen Bauchzwerchfellatem. Verbunden bedeutet, dass nach jeder Einatmung eine Ausatmung folgt. Das heißt, wir kreieren einen Atemfluss, den wir nur bei diesen Sessions anwenden. Du kannst dir das wie Atemwellen vorstellen: Nach jeder Welle folgt die nächste. Ich werde oft gefragt, ob das eine alltägliche Atmung ist. Nein, ist es nicht. Diese spezielle Atmung hat alleinig das Ziel, Stresszyklen an einem sicheren Ort zu durchfühlen. Die Atem-Session kann on- und offline praktiziert werden. Manche Schulen und Lehrer:innen finden es nur offline okay, um einen sicheren Raum zu kreieren. Die Sessions können von 45 Minuten bis zu mehreren Stunden dauern. In der Regel atmet man in den Sessions eine bis anderthalb Stunden. Häufig spielen Musik, Berührung, Affirmationen (Sprache) und Meditation eine Rolle – das variiert von Schule zu Schule.

Alles, was wir bereits über die Nasenatmung besprochen haben, darf hier in diesem Setting ausgehebelt werden. Wir wollen den Körper explizit stressen und die gespeicherten Informationen vergangener Erfahrungen nach oben kommen lassen. Tränen, Freude, Frust, Wut – alles, was im damaligen Moment nicht gefühlt werden konnte, darfst du nun fühlen und in Bewegung bringen. Du fragst dich vielleicht, warum ich auch die Freude mit aufgezählt habe? Zu fühlen heißt, sich auszudehnen – Expansion. Dafür brauchen wir innere Kapazität. Es gibt Gefühle, bei denen sich unser Körper eher zusammenzieht. Meist sind wir das gewohnt und dürfen uns in der Ausdehnung wieder üben.

Ein sicherer Übungsort

Je nachdem wie viel Entwicklung, emotionale Kapazität, Kompensationsstrategien und Sicherheitsanker man hat, kann man die Sessions auch allein durchführen. Ich empfehle jedoch, am Anfang drei bis fünf begleitete Sessions mit Lehrer:in oder Facilitator zu machen, damit du dich sicher fühlst und eine:n kompetentente:n Ansprechpartner:in für deine möglichen Fragen hast. Ich selbst praktiziere die Kombination aus beiden Atemwelten: den verbundenen Atem und die nervensystemregulierenden Atemübungen. Warum ist mir das wichtig? Die transformierenden Sessions, so genannte Deep Dive Sessions, helfen mir, gestaute Energie und Gefühle zu durchfühlen. Ich muss so mit niemandem einen Konflikt direkt klären.

Bleiben wir bei diesem Thema: Wenn ich beispielsweise mit meiner Partnerin einen Streit habe, in dem Moment jedoch nicht ausreichend Kapazität, um den Ärger darüber, dass ich mich nicht gesehen fühle, zu empfinden oder zu kommunizieren, geht mein Körpersystem in den Freeze-Modus – ich erstarre geradezu. Ich bekomme manchmal kein Wort mehr heraus. Andere Menschen werden laut und gehen eher in den Verteidigungsmodus. Es ist wichtig zu lernen, in diesen Situationen einen Umgang zu finden, eine regulierte Verbindung zu haben und sich nicht in extremen Reaktionen zu verlieren. Daher kann ich dann auf der Matte, in meinem sicheren Raum, meine gespeicherten Körpererinnerungen – also in diesem Fall, warum ich in solchen Situationen immer mit dem Freeze-Zustand reagiere – üben. Ich kann ausprobieren, wie es sich anfühlt, meinen Körper in Ausdruck zu bringen, die Wut, mich nicht gesehen zu fühlen, zu durchfühlen – und das, ohne mich vor der Reaktion der anderen Person schützen zu müssen.

Du kannst auf den Social Media viele Bilder von begleiteten Sessions sehen, die extreme Körperausdrücke erzeugen. Für manche Menschen, die lange im Freeze-Zustand gelebt haben, kann das ein befreiender Moment sein. Was es meiner jahrelangen Erfahrung nach allerdings nicht braucht, sind die Extreme bzw. die Katharsis. Wenn wir von der Theorie ausgehen, dass jede Emotion nur 90 Sekunden in unserem Körper bleibt, können wir immer wieder zurück in den Atem kommen. Der Atem leitet uns und unterstützt uns in Prozessen wie diesen, die offenen Stresszyklen zu schließen und zu integrieren. Auf den folgenden Seiten stelle ich dir ein paar Methoden und Schulen des verbundenen Atems vor, die jeweils einen etwas anderen Ansatz haben, aber immer dem Schließen der Stresszyklen dienen.

Holotropes Atmen

Eine der bekanntesten Formen der transformierenden Atemtechnik ist das holotrope Atmen. Diese Technik wurde von Stanislav Grof und Christina Grof entwickelt; sie ist eine intensive Atemmethode, bei der schnelles und tiefes Atmen mit Musik kombiniert wird. Durch die schnelle Atmung soll ein veränderter Bewusstseinszustand erreicht werden, der es ermöglicht, tief in das Unterbewusstsein einzutauchen. Holotropes Atmen kann zu einer intensiven Erfahrung führen und tief liegende Emotionen an die Oberfläche bringen. Körperbewegungen und meist ein sehr spezielles Musikset können eine Rolle spielen, um den Prozess zu unterstützen.

Rebirthing

Eine weitere Form der verbundenen Atemtechnik ist das Rebirthing. Diese Methode wurde von Leonard Orr entwickelt und basiert auf der Idee, dass viele unserer körperlichen und emotionalen Probleme auf traumatische Erlebnisse vor und während der Geburt zurückzuführen sind. Durch das bewusste Atmen soll es dem Körper ermöglicht werden, diese traumatischen Erfahrungen zu verarbeiten. Die Atem-Sessions werden auch in 37 °C warmem Wasser durchgeführt, um die Körpertemperatur und den Moment der Geburt nachzuahmen. Die Sessions werden immer in persona und von mindestens einem ausgebildeten Facilitator begleitet. Die Grundidee hinter Rebirthing ist, dass viele Menschen aufgrund traumatischer Erfahrungen oder Stress in der Kindheit unbewusst flache, schnelle Atmungsmuster entwickeln, die zu einer Einschränkung des Energieflusses im Körper führen können. Durch eine bewusste, tiefe und rhythmische Atmung soll der natürliche Energiefluss wiederhergestellt werden.

Transformational Breath®

Tranformational Breath® ist eine weitere Form der verbundenen Atemtechnik, die von Dr. Judith Kravitz in den USA entwickelt wurde. Die Basis kommt aus dem Rebirthing. Bei dieser Methode geht es darum, den Atem zu nutzen, um tiefsitzende Blockaden im Körper zu lösen. Indem man den Atem bewusst in bestimmte Bereiche des Körpers lenkt, können alte Emotionen und negative Gedankenmuster aufgelöst werden. Der Unterschied zu anderen transformierenden Atemtechniken ist, dass die Klient:innen mit Körperberührung, einer Art Akupressurmethode, unterstützt werden. Auch hier werden die Einzel- oder Gruppensitzungen in einem besonderen Musiksetting angeleitet. In der Regel dauern sie 45 bis 90 Minuten.

Vegetotherapie

Wilhelm Reich war ein österreichisch-amerikanischer Psychoanalytiker und Schüler von Sigmund Freud, der für seine Arbeit im Bereich der Körperpsychotherapie bekannt ist. Reich entwickelte eine Therapieform namens Vegetotherapie, die darauf abzielt, den Körper von emotionalen Blockaden zu befreien und eine tiefere Verbindung zum eigenen Körper herzustellen. Er entdeckte und erforschte intensiv das Phänomen des sogenannten Muskelpanzers, der im Körper unter anderem auch als Schmerz oder Enge wahrgenommen werden kann. Der Muskelpanzer schließt die eigentlich überall präsente Lebensenergie ein und vermittelt dem Menschen ein Gefühl der Enge im eigenen Körper. Reich ging davon aus, dass traumatische Erlebnisse oder ungelöste emotionale Konflikte dazu führen können, dass sich bestimmte Muskelgruppen im Körper anspannen und verhärten. Eine Session besteht aus der Kombination von langsamen, tiefen Atemzügen und körperlichen Bewegungen, die dazu beitragen sollen, die Blockaden im Körper zu lösen. Es gibt sowohl Einzelsitzungen als auch Gruppensitzungen.

Weitere Arten des transformierenden Atems

Es gibt noch einige andere individuell weiterentwickelte Atemmethoden, darunter die dynamische Meditation von Osho, Alchemy of Breath, das BioDynamic Breathwork & Trauma Release System®, gegründet von Giten Tonkov, und die Wim-Hof-Methode. Neu an ihnen ist lediglich die Art und Weise, wie die Elemente der Unterrichtssegmente zusammengestellt werden. Die Gründer:innen der Atemmethoden sind davon überzeugt, dass ihre Methode und Zusammenstellung optimal ist. Häufig wird allerdings nicht berücksichtigt, dass nicht jede Atemmethode für alle Menschen mit deren möglichen Traumafolgen und individuellen Nervensystemen gleichermaßen geeignet ist. Wir alle haben eher zu viel Stress und Speicherungen von Ängsten, Trauma & Co. in unserem Körper. Wenn sie nicht den Stresszyklus schließen, schütten diese Atemmethoden zunächst Glückshormone aus. Es gibt ein kurzfristiges High, was aber schon nach kurzer Zeit zu einem Low führen kann: Das Toleranzfenster des Nervensystems wird nur minimal und nicht nachhaltig erweitert. Daher ist eine funktionale Atmung zusätzlich so wichtig. Für mich liegt der Schlüssel im Praktizieren beider Welten.

Achte bitte darauf, welchen Background ein:e Lehrer:in oder ein Facilitator hat. Du weißt jetzt, dass der Atem die Fernbedienung für dein Nervensystem ist. Bei deiner Auswahl ist es daher wichtig, dass die lehrende Person über Traumata informiert und in der Lage ist, dich emotional zu begleiten, also deine Stresszyklen zu schließen. Dies ist ein entscheidender Aspekt bei der Anwendung transformierender Atemtechniken, da unverarbeitete Traumata oder Stresszyklen durch das bewusste Atmen an die Oberfläche gebracht werden können. Ein optimaler Facilitator wird in der Lage sein, seine Teilnehmer:innen während des Prozesses zu unterstützen, und ihnen dabei helfen, ihre Erfahrungen zu verarbeiten. Außerdem hat er oder sie die Möglichkeit, auf ein gutes Netzwerk zurückzugreifen und dir gegebenenfalls eine:n Therapeut:in zu empfehlen, der oder die dich zusätzlich in deinem Prozess unterstützen kann.

Die Kombination macht's!

Wir Menschen sind häufig auf der Suche nach der einen Methode, nach dem Schlüssel für unser »Problem«. Auf dem Weg war ich, wie viele von uns, auch. Es ging mir emotional und auch körperlich viele Jahre nicht gut, und mein Wunsch nach Besserung war groß. Ich habe oft eine Sache intensiv und einseitig betrieben. Über die vielen Jahre meiner Selbstentwicklung und Erfahrungen durfte ich lernen, dass es die Kombination, die Diversität, die Vielfältigkeit und meine Flexibilität sind, die meine Fähigkeit zu heilen ausmachen. Über 20 Jahre praktiziere ich Yoga und Meditation. Seit ich 2012 meine Ausbildung im Transformational Breath® machte, nahm meine Atempraxis täglich Raum ein. Gleichzeitig trainierte ich zu der Zeit für den Triathlon und kam körperlich stark an meine Grenzen. Ich ließ ein großes Blutbild machen, um festzustellen, dass mein Sauerstoffgehalt im Blut sehr niedrig war. Das fand ich damals komisch, weil ich ja bereits regelmäßig transformierenden Atem-Sessions sowie Jivamukti-Yoga machte und meditierte. Allerdings war das für meinen Körper viel zu einseitig und leistungsorientiert. Erst als ich mehr Weichheit in Form von Yin-Yoga, Höhentraining und regulierende Atemübungen in meinen Alltag integrierte, fügten sich die Puzzleteile in meinem Leben mehr und mehr zusammen.

Ich liebe es, mein Wissen weiterzugeben, und so wuchs über die Jahre eine große Vielzahl von Übungen und Methoden. Oft wurde ich von Menschen gefragt, ob ich im Breathwork-Bereich ausbilden kann. Irgendwie hätte ich das schon damals machen können – und gleichzeitig halte ich persönlich es für wichtig, erst einmal selbst das zu verkörpern, was ich lehre. Denn ich kann meine Klienten:innen immer so weit in die Tiefe der Erfahrung und Entwicklung begleiten, wie ich selbst bereit bin, mich zu entwickeln. Es hat dann noch ein paar Jahre, genau genommen bis zum Jahr 2020, gedauert, bis ich meine Partnerin Conni Biesalski kennenlernte. Gemeinsam gründeten wir das Intesoma® Breathwork Teacher Training. »Inte« steht für Integration, Einheit, Ganzheit und »soma« für den Körper.

Wir beide verfügen als Trainerinnen über unterschiedliche regulierende, aktivierende und transformierende Atemtechniken und vereinen unser vielfältiges Wissen in Intesoma® Breathwork. Unsere Breathwork-Ausbildung ist ganzheitlich und multidisziplinär. So gut wie alle Breathwork-Trainings beruhen auf einer Methode, doch wir glauben nicht an DIE eine Atemmethode oder »One size fits all«-Lösungen. Neben dem transformativen Atmen decken wir eine Bandbreite an kraftvollen Techniken ab und unterrichten die universellen Prinzipien des Atems, die unsere Klienten:innen individuell und an ihre Lebenssituation anpassen und einsetzen können. Darüber hinaus wenden wir das Touch-Assisted Breath Alignment (TABA) in den transformativen Atemsessions an: Bewusste, verbundene Bauch-Zwerchfellatmung wird mit gezielter Körperberührung kombiniert.

Ich selbst habe über die Jahre meiner Atem- und Meditationspraxis die Erfahrung gemacht, wie wichtig sowohl das transformative Atmen als auch die tägliche Atempraxis ist, um eine nachhaltige, transformierende Veränderung in Körper und Geist zu ermöglichen. Wir legen viel Wert auf die Entwicklung von somatischem und autonomem Bewusstsein. Deshalb integrieren wir die bewusste Arbeit mit dem Nervensystem in unseren Unterricht und in unsere Coachings. Wir checken permanent die aktuellen wissenschaftlichen Studien und Entwicklungen in der Breathwork-Szene. Die Ausbildung im Intesoma® Breathwork ist trauma-informiert und basiert auf hohen ethischen Standards. Unsere Inhalte und Methoden im Breathwork sind wissenschaftlich fundiert, wir vermitteln alle Details über den Atem, seine Physiologie, wie die unterschiedlichen Techniken im Körper funktionieren und welche Auswirkungen sie auf das Nervensystem sowie unsere Hormone haben. Wir bringen beide einen großen Erfahrungsschatz an jahrelanger Persönlichkeitsentwicklung, Achtsamkeitspraxis und Arbeit mit Klient:innen mit – plus eine Vielzahl an Ausbildungen im Bereich Breathwork, Somatic Experiencing und Coaching. Sich in beide Breathwork-Welten zu vertiefen ist für meine Arbeit mit Klient:innen die optimale Kombination.

Atemübungen: Qualität statt Quantität

Die Atemübungen, die ich mit dir teile, haben sich über viele Jahre bei mir und meinen Klient:innen bewährt. Natürlich gibt es noch viele weitere. Das Wichtigste ist, dass du überhaupt übst, und zwar regelmäßig, am besten täglich. Ich höre immer wieder Menschen sagen: »Das ist so einfach, das kann ja nicht viel bringen!« Ich antworte: Doch, kann es, wenn du es machst! Aus diesem Grund zeige ich dir hier einfache Übungen, mit denen du lernst, die Pause zwischen Reiz und Reaktion auszudehnen. Die Übungen sind effektiv für dein Nervensystem und verhelfen dir zu deinem optimalen Atemmuster. Wenn du eine bestimmte Atemübung bereits kennst und liebst, weil sie dir guttut – umso besser! Damit der Start für dich leichter wird, habe ich einige der Übungen als MP3 aufgenommen. Du kannst einfach mit deinem Smartphone den QR-Code scannen und direkt gemeinsam mit mir die Übung beginnen.

Noch eine letzte Vorbemerkung: Menschen, die schwanger sind oder Herzprobleme haben, sollten keine Atemübungen durchführen, bei denen längere Zeit der Atem angehalten wird. Auch die transformierenden Atemtechniken und Übungen des verbundenen Atems empfehle ich in diesem Fall erst einmal nicht oder nur mit einem Facilitator, der sich mit dem schwangeren Körper und anderen Kontraindikationen auskennt. Darüber hinaus empfehle ich ohnehin allen

Menschen, die transformierenden Atemtechniken zunächst mit einem Facilitator in Offline- oder Online-Sessions zu üben, bevor sie allein durchgeführt werden. Hier gibt es einige Angebote, auch in unserem Online-Studio von Intesoma® Breathwork. Ich rate dir auch, dir die aktivierenden Atemübungen von einer lehrenden Person zeigen und dich anleiten zu lassen, wenn du sie vorher noch nie praktiziert hast. Deswegen habe ich sie hier im Buch bewusst weggelassen. Die Übungen, die ich mit dir teile, habe ich sorgfältig ausgewählt. Es sind regulierende Atemübungen, die dir helfen, deine Kohlendioxidtoleranz sowie dein Nervensystem in Balance zu bringen.

Kurze Anmerkung: Bitte schließe bei den jeweiligen Übungen optional deine Augen. Du kannst sie sonst auch geöffnet lassen und deinen Blick entspannt auf einen Punkt richten.

Meine Top 12 unter den Atemübungen

1. Mach die Nase frei (siehe S. 202–203)
2. Erkundungsreise im Atemlabor (mit Audio-Anleitung, siehe S. 204–206)
3. In Stille sitzen (siehe S. 206–207)
4. Kurze Atempause (mit Audio-Anleitung, siehe S. 207-208)
5. Bauchzwerchfellatmung (siehe S. 208–209)
6. Kohärenzatmung (mit Audio-Anleitung) (siehe S. 210)
7. LSD-Atmung (mit Audio-Anleitung, siehe S. 211–216)
8. Summen (siehe S. 217)
9. 4:8-Atmung (siehe S. 218)
10. Boxatmung (mit Audio-Anleitung, siehe S. 219–220)
11. Wechselatmung/Wechselatmung mit Kohärenzatmung (siehe S. 220-222)
12. Sicherheitsanker (mit Audio-Anleitung, siehe S. 222–224)

Bonus: Meeresrauschen-Atmung (Ujjayi-Atmung) (siehe S. 224–225)

Mach die Nase frei

Dein Problem

Du hast eine verstopfte Nase und kannst schlecht durch die Nase atmen. Praktiziere diese effektive Übung im Alltag und auch vor der Atem-, Meditations- oder Yogapraxis.

So geht's

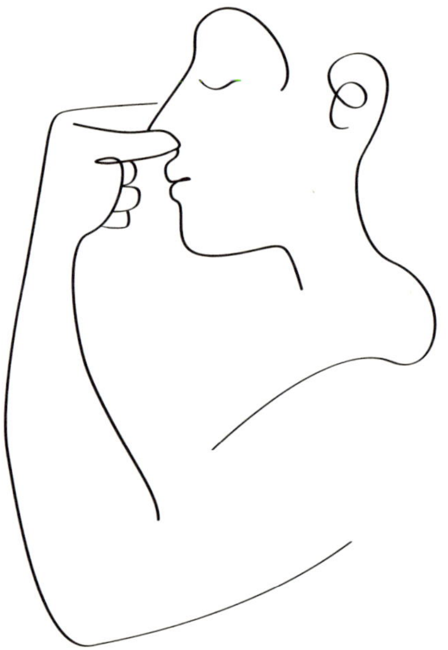

Atme normal, über deine beiden Nasenlöcher ein und aus. Nach dem Ausatmen verschließe deine Nase mit einem Daumen und einem Zeigefinger.

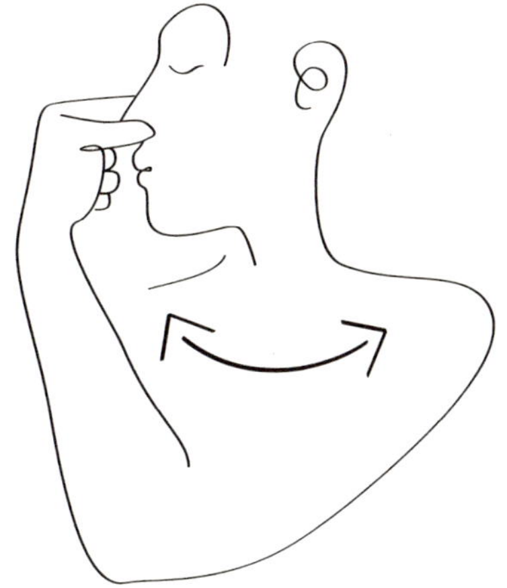

Halte deine Nase verschlossen und bewege nun deinen Kopf zunächst sanft nach links und rechts in einer Nein-Bewegung.

Dann neigst du deinen Kopf nach vorne und hinten in einer sanften Ja-Bewegung. Mache in jede RIchtung ca. 5 Wiederholungen – in jedem Fall, bis deine Nasenluftwege freier sind.

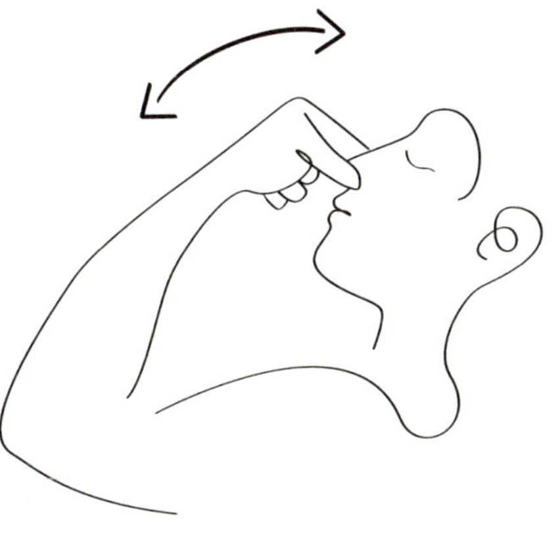

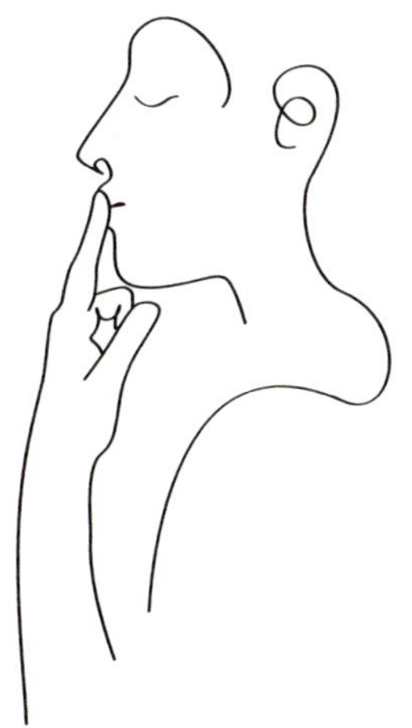

Löse deine Finger von deiner Nase und atme über beide Nasenlöcher wieder ein. Achte darauf, dass du einen normalen Atemzug nimmst.

Vermeide bitte, nach Luft zu schnappen. Das ist ein Signal deines Körpers, dass du die Luft zu lange angehalten hast. Verringere die Phase ggf. beim nächsten Mal.

Erkundungsreise im Atemlabor

Dein Problem

Du bist oft im Alltag überfordert, spürst dich nicht und erst recht nicht deinen Atem. Vor allem wenn in dir die Gedanken rennen, weißt du nicht, was du machen kannst. Diese Übung hilft dir, in deinem sicheren Raum auf der Matte zu üben und deinen Atem besser kennenzulernen. Von da aus kannst du dann das Gelernte in deinen Alltag übertragen. Die Übung unterstützt dich in deiner Fähigkeit der Selbstregulation. Gehe bitte achtsam und langsam vor.

So geht's

Ich möchte mit dir eine kleine Erkundungsreise in den Atem unternehmen. Unser Atem und alles, was in uns stattfindet, ist wie ein Labor. Wir experimentieren. Es gibt so viele Knöpfe, an denen man drehen kann, und genau das werden wir jetzt gemeinsam tun.

- Du findest einen bequemen Sitz. Nimm deine Schultern nach oben zu den Ohren und dann nach hinten und unten. Richte dich aus und öffne entspannt deinen Brustkorb.
- Finde Ruhe in deinem Körperraum, in deinem Labor. Verbinde dich mit deinem Geist, mit deinem Kopf. Welche Gedanken, welche Emotionen sind gerade präsent?
- Was fühlst du in deinem Körper? Spannungen? Wärme? Kälte? Fühlst du dich leicht? Scanne dich von oben bis unten.
- Verbinde dich mit deinem Atem. Wie geht es deinem Atem? Was fällt dir als Erstes auf, wenn du deine Aufmerksamkeit auf deinen Atem lenkst? Beobachte nur, verändere nicht.
- Atme noch einige weitere Atemzüge durch die Nase, spüre die Bewegungen in deinem Bauch, spüre deine Rippen, wie sie sich nach außen und wieder nach innen bewegen.
- Wenn du bereit bist, fangen wir an, etwas zu experimentieren.
- Nimm deine rechte Hand, verschließe mit dem Zeigefinger dein rechtes Nasenloch. Atme ein paar Atemzüge nur durch das linke Nasenloch. Ganz entspannt durch beide, jetzt nur durch eins.

- Öffne das Nasenloch wieder und atme ein paar Atemzüge über beide Nasenlöcher.
- Danach schließe das linke Nasenloch und atme nur durch die rechte Seite.
- Vielleicht spürst du, dass eine Seite offener oder geschlossener ist. Vielleicht auch nicht. Dann lege die Hand wieder in den Schoß.
- Anschließend lege eine Hand auf die Gegend rund um deinen Bauchnabel und die andere auf deine Brust. Atme weiter ganz normal, ganz entspannt, ohne deinen Atem zu verändern. Sieh einfach nur, was sich bewegt. Spüre deine Hände, spüre, wo mehr Bewegung ist und wo weniger. Nur beobachten, ohne zu verändern, ohne aktiv anders atmen zu wollen.
- Stell dir dann vor, du riechst an einer Blume. Da diese gerade nicht vor dir ist, riechst du an dem Geruch der Luft. Hört sich komisch an, probiere es trotzdem. Atme mit dem Bewusstsein, die Luft um dich herum zu riechen. Vielleicht nimmst du keinen Geruch wahr. Vielleicht nimmst du einen wahr. Beobachte, wie sich dein Atem verändert, wenn du bewusst riechen willst. Was passiert da?
- Nimm dann deine Arme und verschränke sie über deinem Bauch, sodass deine Hände seitlich an deinen Rippen aufliegen. Die rechte Hand auf der linken Seite, die linke auf der rechten, als würdest du dich selbst umarmen. Vielleicht kannst du spüren, wie sich deine Rippen nach außen bewegen und wieder nach innen kommen. Vielleicht spürst du auch nur sehr wenig. Nur wahrnehmen. Nur beobachten.
- Du kannst noch einmal probieren, wie viel du spürst an deinen Rippen, wenn du in deine Brust atmest, 2 bis 3 Atemzüge. Danach atme 2 bis 3 Atemzüge in den unteren Bauch. Und dann ganz bewusst 2 bis 3 Atemzüge in deine Rippen.
- Nimm dann deine Hände wieder zurück auf den Bauch und die Brust. Atme tief durch die Nase ein und durch den Mund aus. Wiederhole das noch 1- bis 2-mal genauso. Richtige Seufzer der Erleichterung.

- Nimm mit Neugierde wahr, was in deinem Körper passiert. Wohin fließt dein Atem – mehr in den Brustkorb, mehr in den Bauch? Wie fühlt sich dein Zwerchfell an? Spüre nach.
- Dann kannst du langsam wieder zurückkommen und dich im Raum orientieren.
- Reflektiere und notiere dir, was du bei der Atmung gefühlt und beobachtet hast.

In Stille sitzen

Dein Problem

Tausend Fragen in deinem Kopf, unzählige To-dos auf deiner Liste, du suchst nach Antworten im Außen und verlierst dich dabei? Dann könnte jetzt Zeit für Stille sein! Oft ist es nicht leicht, das Mobiltelefon beiseitezulegen, aber es ist es wert. Denn wir alle wissen: Die Antwort liegt in uns! Diese Atemübung hilft dir, Kraft in der Ruhe zu tanken. Sie kann dazu beitragen, Stress abzubauen, den Geist und das Nervensystem zu beruhigen, die Konzentration und die Fähigkeit zur Selbstbeobachtung zu verbessern. Es ist eine meiner liebsten Übungen. Am Anfang habe ich maximal zwei Minuten in Stille gesessen, über die Jahre sind es mindestens 25. Beginne einfach mit der Minutenzahl, die gut für dich machbar ist. Hier ist weniger mehr. Wichtig ist, dass du bewusst und anwesend bleibst, deinen Körper wahrnimmst und spürst. Es geht bei der Übung nicht darum, die Stille auszuhalten, sondern mit dir und deinem Atem einfach zu sein.

So geht's

- Sorge für einen ruhigen Raum, in dem du ungestört bist und dich sicher und vertraut fühlst. Vielleicht ist der passende Ort dein Sofa, ein Stuhl, deine Yogamatte oder in der Natur. Wähle hier achtsam nach deiner Tagesform aus.

- Schalte dein Mobiltelefon auf stumm und informiere gegebenenfalls Familienmitglieder oder Mitbewohner:innen, dass du ungestört sein möchtest.
- Nimm einen bequemen Sitz ein. Deine Wirbelsäule ist aufrecht, deine Schultern sind entspannt.
- Richte dich aus und auf.
- Wir atmen in der Bauchzwerchfellatmung (siehe S. 208–209) über die Nase.
- Öffne deinen Brustkorb, sodass dein Atem frei fließen kann.
- Schließe die Augen und lass deine Schultern weiterhin entspannt.
- Atme entspannt tief ein und aus. Atme tief durch die Nase ein und aus, um deinen Körper zu entspannen.
- Richte deine Aufmerksamkeit auf deinen Atem. Beobachte, wie der Atem durch die Nase in den Körper strömt und wieder aus ihm hinausströmt. Konzentriere dich darauf, wie dein Atem natürlich ein- und ausströmt, ohne ihn zu verändern oder zu manipulieren. Dein Zwerchfell ist entspannt.
- Wenn dein Verstand abschweift und Gedanken oder Erinnerungen auftauchen, dann ist das okay. Bringe deine Aufmerksamkeit immer wieder sanft und ohne Wertung zurück auf deinen Atem.
- Bleibe in dieser Haltung bis zu 25 Minuten lang sitzen.

Kurze Atempause

Dein Problem

Du kennst das Gefühl von Panik und Hilflosigkeit. Dein Körper übernimmt, und du verlierst scheinbar die Kontrolle. Dies ist eine Art Notfallübung bei Stress, Hyperventilation und Asthma. Sie lenkt die Aufmerksamkeit weg vom Chaos im Kopf hin zum Atem und hat einen großen Entspannungseffekt, da sie den Vagusnerv stimuliert und die Sauerstoffzufuhr erhöht. Die Übung ist ebenfalls gut für dich, wenn du eine sehr niedrige Kohlendioxidtoleranz hast. Du kannst sie auch sitzend im Bett durchführen, wenn du einen Albtraum hattest.

So geht's

- Du nimmst einen bequemen Sitz ein und atmest einige Male entspannt über die Nase ein und aus.
- Deine Augen können offen oder geschlossen sein.
- Nach dem nächsten normalen Ausatem hältst du den Atem für 2 bis 5 Sekunden an. Du kannst die Nase zuhalten. Ich finde das leichter, da ich dann nicht »schummle«. Menschen mit Angst und Panikattacken hilft es oft, noch mehr aus dem Kopf zu kommen.
- Danach atmest du durch die Nase ein (das ist wichtig) und 10 bis 15 Sekunden lang normal weiter (ca. 3 Atemzüge).
- Atme zwischen den Atempausen nicht flach und schnell.
- Wiederhole das 5- bis 10-mal hintereinander in akuten Situationen oder für 5 bis 10 Minuten mehrmals am Tag bei sehr niedriger Kohlendioxidtoleranz und intensiver Kurzatmigkeit.
- Wichtig: Wende die Übung bei den ersten Symptomen von Panik, Angst oder Stress an und warte nicht, bis sich die Symptome verschlimmern.

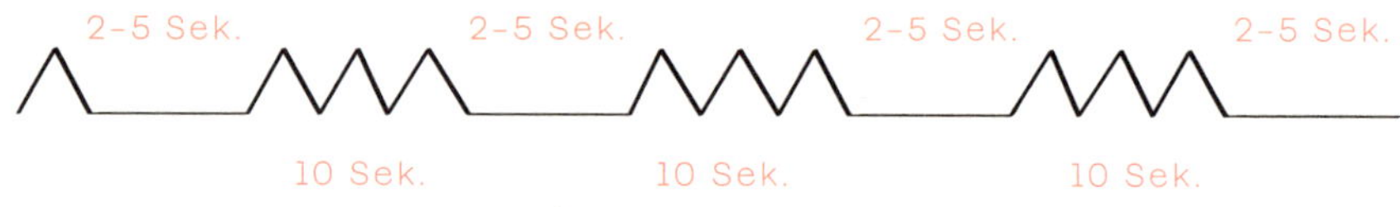

Bauchzwerchfellatmung

Dein Problem

Deine funktionale Atmung ist nicht optimal. Du bewegst dich wenig und arbeitest viel im Sitzen, fühlst dich häufig verspannt und bist schnell gestresst. Die Bauchzwerchfellatmung ist eine der wichtigsten Atemübungen. Sie stimuliert den Vagusnerv sowie den Parasympathikus und entspannt uns somit, da der Blutdruck sinkt und der Herzschlag langsamer wird. Zudem bringt die Übung den Sauerstoff tiefer in die Lunge für einen effektiven Gasaustausch mit dem Blut; so verbessert sie die Sauerstoffversorgung des Körpers und stabilisiert die Bauch- und Rückenmuskulatur.

So geht's

- Dehne dich zunächst in alle Himmelsrichtungen.
- Nimm eine entspannte Position im Sitzen ein. Falls das schwierig für dich ist, kannst du dich auch auf den Bauch legen. Achte nur darauf, dass dein Kopf bequem liegt. Du kannst dir z. B. ein aufgerolltes Handtuch unter die Stirn legen.
- Entspanne deine Schultern, auch dein Nacken ist entspannt.
- Achte auf eine gerade Wirbelsäule, damit genügend Platz für die Bewegung des Zwerchfells vorhanden ist.
- Richte deine Aufmerksamkeit auf deinen Atem. Spüre, wie er über deine Nase entspannt ein- und ausfließt. Folge deinem Atem von der Nasenspitze über den Rachen bis in die Lunge. Beobachte deinen Atem, ohne ihn zu verändern.
- Platziere nun deine Hände seitlich an den unteren Rippenbogen. Lass deinen Atem in deine Hände fließen.
- Atme ein, Rippen und Bauch heben sich; atme aus, Rippen und Bauch senken sich.
- Achte darauf, die Brust nicht zu isolieren. Im Verhältnis atmest du etwa 70 Prozent über den Bauch und 30 Prozent über die Brust.
- Achte auf eine 360°-Atmung, sie soll auch in die Seitenflanken und den hinteren unteren Rücken gehen. Du kannst dir vorstellen, dass sich dort, wo dein Zwerchfell ist, ein Luftballon befindet, der sich mit der Atmung aufbläst und wieder zusammenzieht.
- Senke deine Hände wieder, dein Atem ist entspannt. Spüre kurz nach.

Kohärenzatmung

Dein Problem

Du fühlst dich durcheinander und kannst schwer Entscheidungen treffen? Diese Atemübung sorgt für mehr Klarheit und innere Ruhe. Hier geht es darum, dass die Länge der Ein- und Ausatemzüge gleich ist. Wenn du Anfänger:in bist, steigere mit der Zeit die Länge und Runden. Vertraue deinem Körper und Inneren. Der Effekt: Herz und Atmung kommen in Gleichklang, der Gasaustausch in der Lunge verbessert sich, die Herzratenvariabilität erhöht sich und damit auch die mentale, emotionale und physische Stressresilienz.

So geht's

- Finde einen aufrechten Sitz und schließe gerne die Augen.
- Richte die Aufmerksamkeit auf deinen Atem. Spüre, wie er über deine Nase entspannt ein- und ausfließt.
- Atme ein, Rippen und Bauch heben sich; atme aus, Rippen und Bauch senken sich.
- Nach deinem nächsten Ausatem atme für 4 Sekunden ein. Spüre dabei das leichte Meeresrauschen in deinem Hals.
- Anschließend atme für 4 Sekunden aus.
- Du kannst die Atemzüge jederzeit verlängern oder verkürzen. Passe die Übung deiner Tagesform an.
- Kompensiere die langsamere Atemrate nicht mit größeren Atemzügen – es ist gut, wenn ein leichter Atemhunger entsteht.
- Komm wieder zu deinem natürlichen Atem zurück. Dein Atem ist entspannt. Spüre nach. Öffne die Augen und komm an.

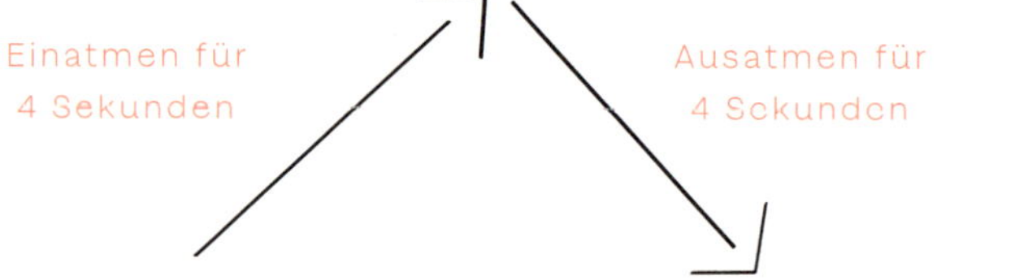

LSD-Atmung (Light, Slow, Deep)

Dein Problem

Du bist schnell auf 180 – oder fällst abends unendlich kaputt ins Bett, und nichts geht mehr. Wenn dein Nervensystem zwischen den Extremen hin und her pendelt und du starke Stimmungsschwankungen hast, ist das die optimale Atemübung. Sie erzeugt bewusst einen leichten Atemhunger und damit einen leichten Stressor, an den sich unser System mit der Zeit adaptiert. So üben wir, uns in ein unbequemes Gefühl hinein zu entspannen und werden stressresilienter. Außerdem trainiert die Übung Fokus und Konzentration, unser Atemmuster verbessert sich langfristig. Ganz wichtig: Bitte praktiziere die LSD-Atmung nicht, wenn du schwanger bist, Herzprobleme oder andere schwere Krankheiten hast. Wenn du starke Angst- oder Panikattacken hast, dann starte erst mal ganz sanft mit Atempausen, einer Bauchzwerchfellatmung in Kombination mit der Meeresrauschen-Atmung. Übe das erst mal für einige Zeit, bis sich dein Körper wohl und sicher fühlt. Erst dann gehe bitte über in die LSD-Atmung. Du kannst beide Übungen mit der Zeit immer länger ausführen.

So geht's

Diese Übung hilft die CO_2-Toleranz zu trainieren und dein Atemmuster nachhaltig zu verbessern. Um deinen Atem ein Stück weit mehr zu reduzieren, kannst du insgesamt vier Variationen wählen. Siehe hierzu die Illustrationen. Ziel ist es, einen leichten, tolerierbaren Atemhunger zu generieren – als würde man gern mehr Luft einatmen, aber man tut es nicht. So, dass sich die kleinen Härchen in der Nase nicht bewegen. Du kannst das zum einen mit den Händen auf Brust und Bauch mit einem leichten Händedruck (Widerstand) machen, deinen Finger unter die Nase halten, deine Hände vor Nase und Mund bringen oder eines deiner beiden Nasenlöcher zuhalten. Nutze, wenn es dir möglich ist, die ganze Zeit, während du die LSD-Atmung praktizierst, die Meeresrauschen-Atmung (siehe S. 224–225).

- Finde einen bequemen Sitz, dein Rücken ist gerade, und schließe dann deine Augen.
- Richte deine Aufmerksamkeit nach innen.
- Check bei dir ein: Wie fühlt sich dein Körper an?
- Gibt es Teile/Regionen, die angespannt oder eng sind? Vielleicht Teile, die sich weit und angenehm anfühlen? Vielleicht Teile, die taub oder einfach nur neutral sind?
- Entspanne deine Schultern, deinen Bauch, deine Brust, deinen Kiefer, deine Stirn.
- Richte deine Aufmerksamkeit auf deinen Atem – wie fühlt sich dein Atem gerade an?
- Konzentriere dich auf die Luft, wie sie in deine Nase entspannt ein- und aus der Nase wieder ausfließt.
- Lege deine Hände rechts und links auf deine unteren Rippen. Fühle den Bereich deines Zwerchfells.
- Spüre jetzt beim Einatmen, wie sich deine Rippen und dein Bauch nach außen dehnen. Dein Atem ist sanft, leise und entspannt.
- Beobachte beim Atmen, wie die etwas kältere Luft in die Nase einfließt und die etwas wärmere Luft aus der Nase ausfließt.
- Spüre deine Atmung. Konzentriere dich nur auf deine Atmung. Verwende dies als Maß für deine Konzentration. Wie lange kannst du deine Aufmerksamkeit auf deine Atmung richten, bevor dein Kopf abschweift?
- Verlangsame deine Atmung und versuche deinen Atem noch sanfter werden zu lassen.
- Verlangsame die Geschwindigkeit des Luftstroms, der in deine Nase ein- und aus der Nase ausfließt.

Variante A:

- Lege deine rechte Hand auf die Brust und deine linke Hand auf den Bauch.
- Übe nun mit den Händen einen sanften Druck gegen Bauch und Brust aus, um bei der Atmung einen zusätzlichen Widerstand zu schaffen.
- Atme gegen deine Hände und konzentriere dich dabei darauf, das Volumen pro Atemzug kontinuierlich zu verringern.
- Nimm mit jedem Atemzug etwas weniger Luft auf, als du gerne einatmen würdest. Lass die Einatmung kleiner oder kürzer werden.
- Verlangsame deine Atmung bis zu dem Punkt, an dem du einen gut erträglichen Lufthunger verspürst.
- Atme circa 20-30 % weniger Luft ein als sonst. Ziel ist es, ein Gefühl zu erzeugen, dass du gerne mehr Luft atmen würdest; sodass du einen *gut* tolerierbaren Atemhunger verspürst.
- Deine Atmung sollte jetzt reduzierter sein als zu Beginn.
- Sobald du bemerkst, dass du innerlich abschweifst, lenke deine Aufmerksamkeit wieder auf deine Atmung.
- Wenn du merkst, dass du über einen zu starken Einatemzug kompensierst, mache eine Pause und starte wieder.

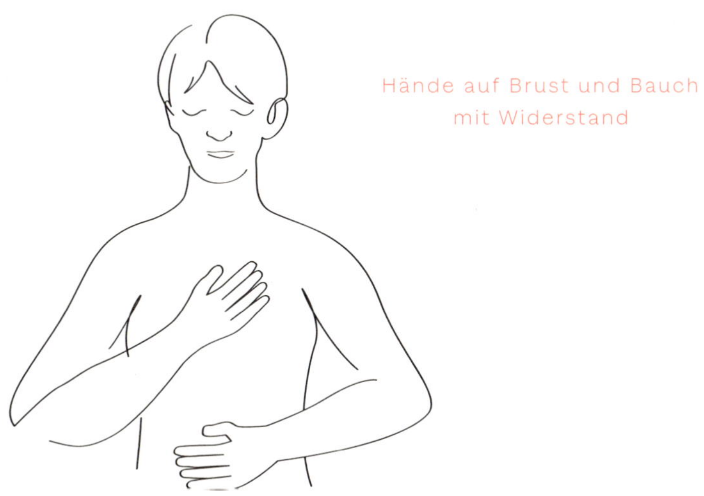

Hände auf Brust und Bauch mit Widerstand

Variante B:

- Nimm nun deine Hände wieder runter und führe deinen rechten Zeigefinger horizontal direkt unter die Nase, damit du den Luftstrom aus deiner Nase spüren kannst.
- Richte deine Aufmerksamkeit auf den Luftstrom auf deinem Finger.
- Während du die warme Luft auf deinem Finger spürst, verlangsamst du deine Atmung.
- Atme so sanft und so leise, dass du den Luftzug auf deinem Finger kaum spürst.
- Stell dir vor, dein Finger ist eine Feder und deine Atmung so sanft, dass sich die Feder nicht bewegt. Je stärker du die Luft auf deinem Finger spürst, desto stärker atmest du.
- Kannst du so sanft und ruhig atmen, dass du kaum noch den Luftzug auf deinem Finger wahrnimmst?
- Du führst die Übung dann richtig aus, wenn du einen erträglichen Lufthunger verspürst und ein wenig mehr atmen möchtest.

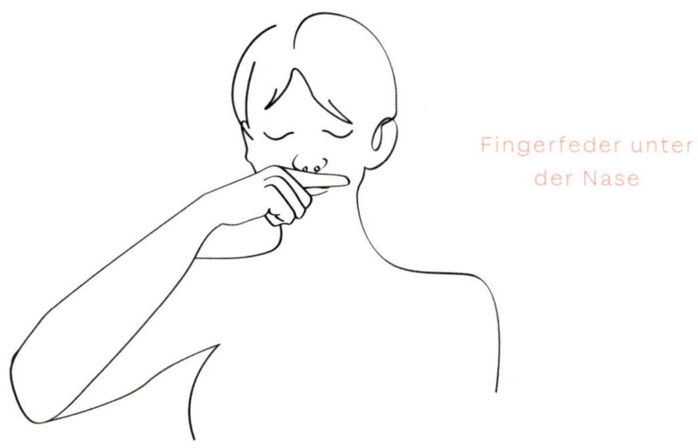

Variante C:

- Lege nun beide Hände auf dein Gesicht über Nase und Mund – wie eine Maske –, sodass du kaum Lücken zwischen den Fingern hast.
- Verwende die Hände als Atembarometer. Je mehr warme Luft du auf deinen Händen spürst, desto stärker atmest du. Spüre die warme Luft an deinen Händen.
- Deine Hände sammeln CO_2. Beim Einatmen wird dabei ein höheres CO_2-Level in die Lunge gebracht. Dies trägt dazu bei, ein Gefühl von Lufthunger zu erzeugen.
- Atme nur einen Zentimeter in die Nase ein und einen Zentimeter aus.
- Atme gerade genug Luft ein, um deine Nasenlöcher zu füllen, und nicht mehr.
- Einen Zentimeter ein und einen Zentimeter aus. Es ist fast so, als würdest du kaum noch atmen.
- Auch hier ist das Ziel, ein Gefühl zu erzeugen, dass du gerne mehr Luft einatmen würdest; du spürst einen erträglichen Lufthunger, während du hier ganz entspannt ein- und ausatmest.

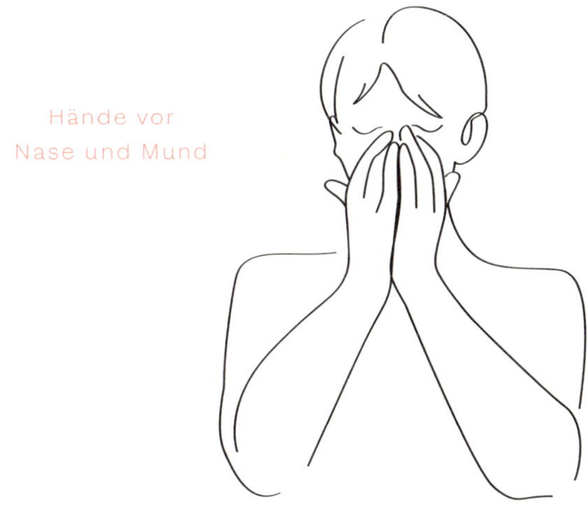

Variante D:

- Jetzt nimm deine Hände nach unten und halte dir mit einem Finger eines deiner Nasenlöcher zu, am besten jenes, durch das du besser atmen kannst.
- Spüre, wie die etwas kältere Luft in die Nase hineinströmt und die etwas wärmere Luft wieder hinaus.
- Das Blockieren eines Nasenlochs hilft, den Luftstrom und das Luftvolumen zu konzentrieren.
- Wenn deine Gedanken abschweifen, lenke deine Aufmerksamkeit wieder auf deine Atmung.
- Reduziere deine Atmung um circa 20–30 %.
- Es sollte für andere kaum möglich sein, dich atmen zu sehen.
- Wenn du einen gut erträglichen Atemhunger verspürst, machst du es genau richtig.
- Nimm nun deine Finger wieder runter.

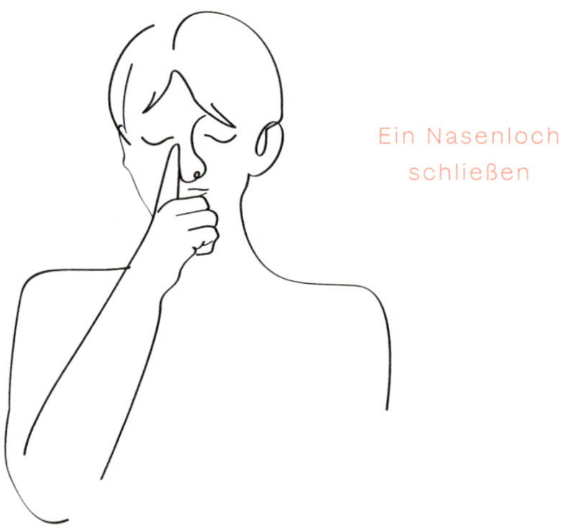

Summen

Dein Problem

Die Anspannung und der Druck in deinem Körper sind groß? Du fühlst manchmal starke Angst oder sogar Panik in dir? Diese Übung ist so simpel, aber dennoch effektiv. Du verlängerst deinen Ausatem, gleichzeitig entstehen durch das Summen Vibrationen im Kehlkopf, die sich über den Kiefer und die Knochen im Kopfbereich sowie über die Faszien im Körper ausbreiten. Die tiefen Frequenzen und Vibrationen stimulieren den Vagusnerv, der den Pulsschlag bremst und Herz sowie Nerven beruhigt. Selbst wenn dir in einer Situation der Atem stockt – summen geht fast immer.

So geht's

- Finde einen aufrechten Sitz und schließe die Augen. Du kannst auch liegen, wenn das angenehmer für dich ist.
- Entspanne Gesicht, Schultern und Kiefer, die Zähne berühren sich nicht, drei Viertel der Zunge ruhen am Gaumen, die Lippen berühren sich sanft.
- Richte deine Aufmerksamkeit auf den Atem. Spüre, wie er über deine Nase entspannt in den Bauch ein- und ausfließt.
- Nun atme für 4 Sekunden durch die Nase in Bauch und Brustkorb ein.
- Atme danach für 8 Sekunden aus und summe dabei. Wiederhole das 5-mal und finde dann deinen eigenen Rhythmus. Halte den Mund geschlossen und summe, bis dir die Luft ausgeht oder du einen mittleren Atemhunger spürst.
- Fühle, wie das Summen langsam von ganz allein passiert und die Schwingungen nach und nach deinen gesamten Körper erfüllen.
- Komm wieder zu deinem natürlichen Atem zurück. Dein Atem ist entspannt. Spüre kurz nach.
- Öffne die Augen wieder und komm zurück. Orientiere dich im Raum.
- Wiederhole das 3- bis 10-mal hintereinander oder 5 bis 10 Minuten lang als tägliche Praxis.

4:8-Atmung

Dein Problem

Diese Übung folgt einem ähnlichen Prinzip wie das Summen und hat etwa den gleichen Effekt. Manchmal befinden wir uns allerdings in Lebenssituationen, in denen wir nicht laut sein können, sodass Summen keine Option ist, beispielsweise vor einem Bewerbungsgespräch oder im Wartezimmer beim Arzt. Ich mache die Übung auch, wenn ich jemandem aufmerksam zuhöre. Das Gute ist, dass die Übung einfach zu lernen ist und wirklich schnell wirkt.

So geht's

- Finde einen aufrechten Sitz und schließe die Augen. Du kannst auch liegen, wenn das angenehmer für dich ist.
- Entspanne Gesicht, Schultern und Kiefer, die Zähne berühren sich nicht, drei Viertel der Zunge ruhen am Gaumen, die Lippen berühren sich sanft.
- Richte deine Aufmerksamkeit auf den Atem. Spüre, wie er über deine Nase entspannt in den Bauch ein- und ausfließt.
- Mit jeder Einatmung weiten sich Bauch und Rippen etwas, mit jedem Ausatem entspannen sie sich wieder.
- Nun atme für 4 Sekunden durch die Nase in Bauch und Brustkorb ein.
- Atme danach für 8 Sekunden durch die Nase aus.
- Kompensiere die langsamere Atemrate nicht mit größeren Atemzügen – es ist von Vorteil, wenn ein leichter Atemhunger entsteht.
- Komm wieder zu deinem natürlichen Atem zurück. Dein Atem ist entspannt. Spüre nach. Öffne die Augen und orientiere dich im Raum.

Boxatmung

Dein Problem

Diese einfache und effektive Übung beruhigt Körper und Geist, baut Stress ab und steigert die Konzentration. Sie ist eine wundervolle Möglichkeit, den Sauerstoff- und Kohlendioxidgehalt im Körper auszugleichen. Es braucht allerdings Zeit, bis sich dein Herz, dein Körper und das System synchronisieren. Deshalb empfehle ich dir, die Übung täglich 10 bis 15 Minuten zu praktizieren. Weniger ist auch in Ordnung, Hauptsache, du tust es. Wann immer sich die Möglichkeit bietet, kannst du die Boxatmung in deinen Alltag integrieren. Wichtig: Bitte führe die Übung nicht aus, wenn du schwanger bist oder Herzprobleme oder eine schwere Krankheit hast.

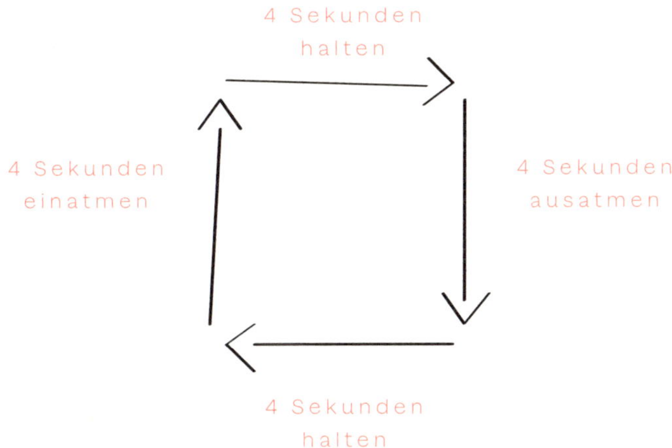

So geht's

- Finde einen aufrechten Sitz und schließe die Augen.
- Atme zunächst einige natürliche Atemzüge über die Nase ein und aus, während du dich auf deinen Körper konzentrierst. Verbinde dich mit deinem Zwerchfell, um sicherzustellen, dass du eine Bauchzwerchfellatmung praktizierst.
- Mit jeder Einatmung weiten sich Bauch und Rippen etwas, mit jedem Ausatem entspannen sie sich wieder.

- Nun stell dir eine Box vor. Wir atmen um die Box herum: an der linken Seite der Box für 4 Sekunden ein, oben halten wir für 4, dann atmen wir rechts für 4 Sekunden aus und halten unten wieder für 4. Wenn 4 Sekunden für dich zu viel sind, kannst du auch auf 3 Sekunden an allen Seiten reduzieren.
- Komm wieder zu deinem natürlichen Atem zurück. Dein Atem ist entspannt. Spüre nach. Öffne die Augen und orientiere dich im Raum.

Wechselatmung/Wechselatmung mit Kohärenzatmung

Dein Problem

Du verlierst schnell den Fokus, bist unkonzentriert. Deine Gefühle überfluten dich manchmal, und du kommst nicht raus aus dem Gedankenkarussell. Diese Übung gleicht Gehirnhälften und Nervensystem aus, sie trainiert Fokus und Konzentration. Zudem stimuliert sie den Vagusnerv, wirkt entspannend und hilft beim Einschlafen. Du kannst sie gut anstelle der LSD-Atmung praktizieren.

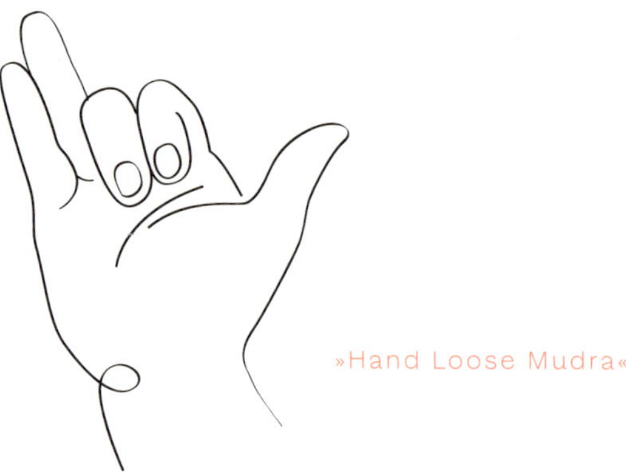

»Hand Loose Mudra«

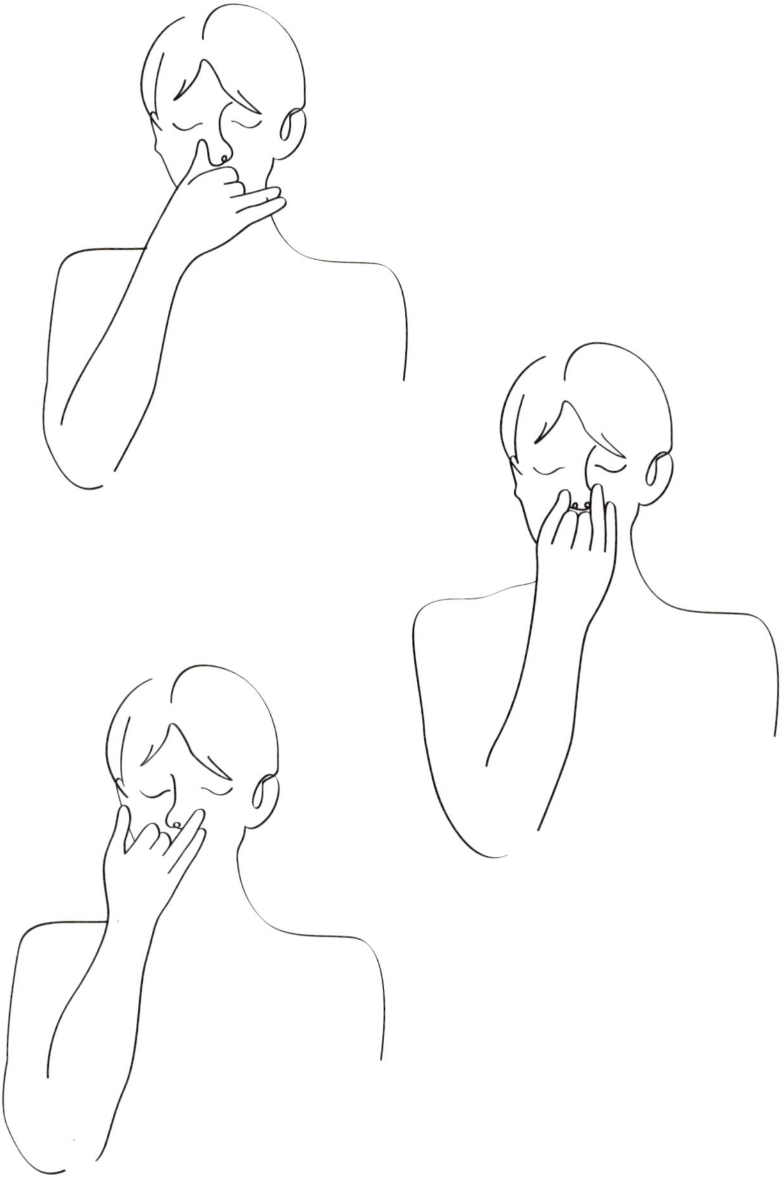

Links für 4 Sek. ein

Links für 4 Sek. aus

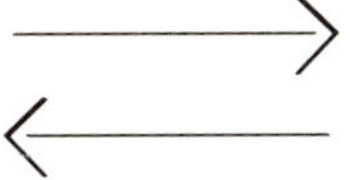

Rechts für 4 Sek. aus

Rechts für 4 Sek. ein

So geht's

- Nimm eine bequeme Sitzposition ein und schließe die Augen.
- Atme einige Male tief durch die Nase ein und langsam durch den Mund aus. Atme ruhig und gleichmäßig.
- Du kannst Zeige- und Mittelfinger der rechten Hand in Richtung Handfläche beugen (siehe Illustration S. 220). Dann verschließt du abwechselnd beide Nasenlöcher, indem du jeweils ganz leichten Druck mit Ringfinger oder Daumen ausübst.
- Beginne mit der Wechselatmung, indem du deine rechte Nasenöffnung mit dem Daumen deiner rechten Hand blockierst. Atme durch deine linke Nasenöffnung ein, zähle dabei bis 4.
- Halte den Atem für einen Moment an, dann blockiere die linke Nasenöffnung mit deinem Ringfinger. Atme jetzt durch deine rechte Nasenöffnung aus, zähle dabei bis 4. Atme dann durch deine rechte Nasenöffnung ein, zähle dabei bis 4.
- Halte den Atem kurz an und blockiere dann wieder die rechte Nasenöffnung mit deinem Daumen. Atme durch die linke Nasenöffnung aus, zähle dabei bis 4.
- Fahre so fort, indem du abwechselnd durch jede Nasenöffnung ein- und ausatmest, immer im Rhythmus von 4 Sekunden. Konzentriere dich auf den Atemfluss und die Empfindungen in deinem Körper, während du weiteratmest.
- Du kannst diese Übung für 5 bis 10 Minuten durchführen oder so lange, wie es sich für dich gut anfühlt. Wenn du dich bereit fühlst, beende die Übung, indem du tief durchatmest und die Augen wieder öffnest.

Sicherheitsanker

Dein Problem

Du kannst schwer Vertrauen fassen – in dich, das Leben und erst recht in andere. Du fühlst dich manchmal oder sogar oft unsicher. Es fällt dir eher schwer, deinen Körper wahrzunehmen. Diese Übung hilft dir bei der Selbstregulation und schafft Kapazität für die Verarbeitung von Emotionen und Traumata. Du kannst sie auch gut zu Beginn einer Atemmeditation praktizieren. Wenn du den Sicherheitsanker gefunden hast, kannst du ihn immer wieder nutzen, um dich in stressigen oder beängstigenden Situationen zu beruhigen und zu regenerieren. Verbinde dich mit der Empfindung, die du als sicher und geborgen wahrnimmst, und lass sie dir helfen, dich zu erden und zu zentrieren.

So geht's

- Lass die Augen zunächst geöffnet.
- Fühle Weite, Ruhe im Körper, Entspannung.
- Spüre das Gefühl, geerdet zu sein.
- Vielleicht stellst du dir auch vor, wie deine nackten Füße auf der Erde stehen.
- Spüre die Empfindungen im Körper.
- Nimm den Raum wahr, in dem du dich befindest.
- Sieh dich dann langsam um. Was siehst du? Finde einen Gegenstand, der dir das Gefühl von Sicherheit und Verbundenheit schenkt. Sieh ihn dir an und spüre, wie und wo du das Gefühl in deinem Körper wahrnimmst.
- Wenn du ein Gefühl, eine Verbindung, gefunden hast, atme dorthin und versuche, noch weiter dorthin zu atmen. Dehne dich darin aus und bleib achtsam mit dir und dem Gefühl von Sicherheit.
- Wenn du das Gefühl hast, es ist in Ordnung, die Augen zu schließen, dann tu das. Atme und verweile in dem Gefühl der Sicherheit. Komm bei dir an, jetzt mit geschlossenen Augen.
- Vielleicht möchtest du dich auch in das Gefühl bewegen? Dann gehe ihm nach und atme weiterhin entspannt in deinen Körper.
- Nimm die Länge deiner Wirbelsäule wahr. Fahr sie einmal ab von unten nach oben und von oben nach unten.
- Finde in dir eine Erinnerung, einen Menschen, einen Ort, an dem du dich sicher und verbunden fühlst. Wo in deinem Körper fühlst du das Gefühl der Erinnerung? Wie fühlt es sich an, wenn du dich sicher fühlst?

- Verankere dieses Gefühl von Sicherheit in dir – vielleicht nur an einer Stelle oder auch an mehreren.
- Atme in das Gefühl von Sicherheit, verweile in diesem Gefühl. Du kannst auch damit experimentieren und dich einfach von deinem Körper leiten lassen.
- Wenn du zurückkommst, klopfe gern etwas deinen Körper ab. Öffne sanft die Augen und komm vollständig wieder in den Raum zurück.

Bonus: Meeresrauschen-Atmung (Ujjayi-Atmung)

Die Meeresrauschen-Atmung, im Yoga auch Ujjayi-Atmung genannt, ist eine relativ bekannte Übung. Ich habe sie als Bonusübung hinzugefügt, da diese besondere Atemtechnik eine wunderbare Ergänzung zu anderen Atemübungen darstellt, etwa zu Nummer 3, 5, 6, 9, 10 und 11. Auch in der Asanapraxis im Yoga wird sie verwendet.

Die Ujjayi-Atmung verengt den Rachenraum etwas, sodass der Atem dosiert fließen kann. Das Besondere daran ist, dass der Vagusnerv aktiviert und die Entspannungsreaktion des Körpers verstärkt wird. Wenn ich mich in stressigen Situationen im Alltag befinde, führe ich manchmal auch die Kohärenzatmung in Kombination mit der Ujjayi-Atmung aus.

Dein Problem

Diese Technik wird angewendet, um die Konzentration zu fördern, den Geist zu beruhigen und eine Verbindung zwischen Körper und Geist herzustellen. Sie verlangsamt den Luftfluss und aktiviert das Zwerchfell und damit auch den Parasympathikus. Die Ujjayi-Atmung kann auch dazu beitragen, den Körper zu erwärmen und die Energie zu erhöhen. So erklärt sich übrigens auch der Name: Das Wort *ujjayi* stammt aus dem Sanskrit und bedeutet »siegreicher Atem«.

So geht's

Du kannst die Übung im Sitzen oder Stehen ausführen.

- Du beginnst mit der Ujjayi-Atmung, indem du durch die Nase ein- und ausatmest. Dabei verengst du den Rachenraum, sodass die Luft weniger Platz hat und beim Atmen ein sanftes Rauschen erzeugt wird. Du kannst es dir so vorstellen: Du sagst ein »hhhhhh«, hast den Mund dabei aber geschlossen.
- Du ziehst das »hhhhhh« leicht in die Länge, praktizierst also einen verlängerten Ausatem. Der Atem wird so ganz fein reguliert. Das Geräusch, das entsteht, hört sich ein bisschen an wie Darth Vader aus *Star Wars*.
- Du kannst dir zusätzlich die flache Hand vor den Mund halten und dir vorstellen, dass du einen Spiegel anhauchst.
- Es ist nicht nötig, dass man beim Ein- und Ausatmen von Ujjayi den Zischton laut hört. Es ist vielmehr ein leises Rauschen. Einige Yogalehrer:innen unterrichten die Ujjayi-Atmung so, dass man den Sound hört – das ist allerdings in den alten Yogatraditionen und auch zur Stimulierung des Vagusnervs nicht nötig.

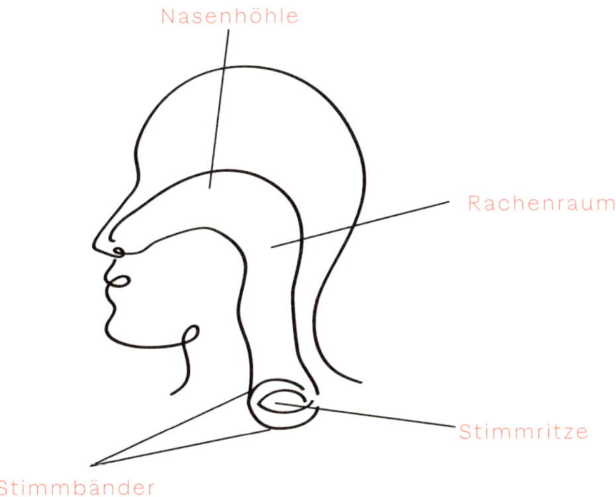

Vom Kopf in den Körper

Verkörperung ist ein zentrales Konzept für das Leben in Einheit von Körper und Geist. Es beschreibt die Fähigkeit, theoretische Erkenntnisse und Aha-Momente körperlich zu erfahren und somit in den eigenen Körper zu integrieren. Dabei fließt die Lebensenergie durch den Körper und bringt die Erkenntnisse in die Materie. Mit Materie meine ich all das, was die Welt und auch unseren Körper ausmacht. Der Körper als Materie ist demnach das, was uns sichtbar und greifbar macht. Um in Einheit zu leben, können wir lernen, unseren Körper zu akzeptieren und zu lieben.

Oft haben wir kein friedliches und liebevolles Verhältnis zu unserem Körper, da wir uns über Schönheitsideale und Statussymbole definieren. Die Verkörperung von Emotionen bedeutet, emotionale Erfahrungen nicht nur im Gehirn, sondern auch im Körper zu spüren und sich ihnen längere Zeit auszusetzen. Dies kann positive Auswirkungen auf unser körperliches, energetisches, kognitives und Verhaltens- sowie Beziehungswesen haben. Wenn jemand etwas stark verkörpert, spüren wir das. Wir sprechen dann davon, dass eine Person beispielsweise der Tanz ist, also Sein und Bewusstsein in diesem Moment verschmelzen. Ich bin mir sicher, du kennst auch einen Menschen, der etwas Bestimmtes verkörpert.

Die Anwesenheit im Körper ist nicht selbstverständlich

Um in Einheit zu leben und eine sichere Verbindung zu unserem Körper herzustellen, können wir verschiedene Übungen und Techniken anwenden. Dazu gehören beispielsweise das bewusste Atmen und die Wahrnehmung von Körperempfindungen. Es gibt verschiedene Übungen, um mehr und mehr zu lernen, den eigenen Körper wahrzunehmen, etwa die »Erkundungsreise im Atemlabor« (siehe S. 204–206) und den Body Scan (die Übung findest du angeleitet – folge dafür dem QR-Code). Auch das Vertrauen in den eigenen Körper und das Loslassen von Bewertungen und Erwartungen können uns helfen, unseren Körper als einen wichtigen Teil unserer selbst anzunehmen und zu lieben. Wenn er beispielsweise schmerzt, ist es nicht so leicht, darin anwesend zu sein. Das liegt daran, dass die Fähigkeit, sich mit dem Körper zu verbinden, von unserem Gehirn und unserem Nervensystem gesteuert wird. Das Nervensystem sendet ständig Signale an das Gehirn, die Informationen darüber liefern, wie sich der Körper fühlt und wie er auf die Umgebung reagiert. Wenn das Nervensystem Alarm schlägt und dem Gehirn das Gefühl gibt, der Körper sei in Gefahr, kann es schwieriger sein, eine Verbindung zum Körper herzustellen. Das gilt auch, wenn du Schmerzen im Körper hast.

Neurowissenschaftlich gesehen ist die Fähigkeit, sich sicher im Körper zu fühlen, eng mit dem autonomen Nervensystem verbunden, das ich dir in Kapitel 3 erläutert habe. Wenn wir uns sicher im Körper fühlen, aktiviert sich der Parasympathikus. Dies führt zu einer tieferen Verkörperung und einem besseren Verständnis für unsere eigenen körperlichen Empfindungen und Bedürfnisse. Wenn wir uns hingegen unsicher oder gestresst fühlen, kann der Sympathikus aktiviert werden, wodurch es schwieriger sein kann, uns mit unserem Körper zu verbinden. Daher ist es wichtig, eine Umgebung zu schaffen, in der wir uns sicher und unterstützt fühlen, um die Verkörperung zu erleichtern. Übungen wie Meditation, Yoga und Breathwork können dabei helfen.

»Erlaube
deinem Atem,
dich in den Fluss
der universellen
Einheit einzutauchen.
Mit jedem Einatmen
erweckst du das
Bewusstsein für
deine untrennbare
Verbindung mit
allem, was ist.«

Christine Schmid

Den Körper akzeptieren und lieben lernen

Der Körper ist oft auch ein Statussymbol, er wird hergezeigt. Man definiert sich über das, was Schönheit ist, bewertet sich selbst und wird bewertet. Wir haben im Kollektiv diesbezüglich eine lange Geschichte. Ich bin froh, dass das gesellschaftliche Bild seit einigen Jahren aufbricht und wir in der Öffentlichkeit mehr und mehr Diversität und unterschiedliche Körper sehen können. Gleichzeitig haben wir häufig kein friedliches und liebevolles Verhältnis zu unserem Körper. Wenn ich heute Fotos von mir anschaue, auf denen ich etwa 30 Jahre alt bin, erinnere ich mich, dass ich mich damals zu dick fühlte und nicht schön fand. Heute sehe ich das anders. Ich erinnere mich aber an mein damaliges Körpergefühl. Erst mit Ende 30, während meiner Ausbildung im Breathwork Teacher Training und als ich viel Zeit mit mir und in der Natur verbrachte, konnte ich vollkommen Frieden mit mir und meinem Körper schließen.

In der Arbeit mit unzähligen Klient:innen durfte ich immer wieder erfahren, wie viel Scham, Selbstbewertung und Verurteilung in Körpern stecken. Ich habe oft Tränen, Unsicherheit und Scham in Sessions begleitet. Wunderschöne Menschen, die sich so sehr selbst verurteilten. Ich liebe Menschen. Auf tiefster Ebene habe ich verstanden, ja auch körperlich, was es für ein Wunder ist, dass jeder einzelne Mensch es ins Leben geschafft hat. Wie einzigartig es ist, dass du hier bist. Wir alle dürfen noch lernen, uns so zu lieben, wie wir sind, und damit auch Frieden mit dem Körper zu schließen.

Die wichtigste Voraussetzung: Sicherheit

Am wichtigsten für die Verkörperung ist, dass wir uns im Körper sicher fühlen. Daher stellt sich die Frage: Wann fühlst du dich sicher und in deinem Körper anwesend? Es geht mir nicht darum, dass du ab jetzt immer anwesend in deinem Körper sein sollst. Das ist Schwarz-Weiß-Denken. Es geht vielmehr darum, Bewusstsein zu schaffen. Ich bekomme heute mit, ob ich anwesend bin oder nicht. Und das ist es, worauf es ankommt. Du kannst es Atemzug für Atemzug üben: zu pendeln, dich in deinem Körper zu fühlen und mitzubekommen, wenn du funktionierst und eher nicht anwesend bist. Gleichzeitig empfehle ich dir, eine Liste anzulegen, vielleicht in einer Notizen-App. Denn wenn wir im Stress und nicht anwesend im Körper sind, fallen uns meist die Mittel nicht ein, wie wir wieder in den Körper zurückkommen können. Das liegt daran, dass bestimmte Areale im Gehirn in Stresssituationen nicht funktionieren. Die Erinnerungsliste hilft.

Meine persönlichen Sicherheitsanker

- Zeit mit meiner Frau Conni verbringen (Co-Regulation), also mit einem Menschen, bei dem ich mich sicher und gesehen und gehört fühle
- Mit unserer Hündin Toni kuscheln
- 25 Minuten in Stille meditieren
- Erkundungsreise im Atemlabor oder Body-Scan-Atemübung
- Eine Freundin anrufen
- In die Natur gehen
- Zu Hause auf dem Sofa Zeit verbringen oder an einem Ort in der Wohnung, an dem ich mich zu Hause und sicher fühle
- Sonnengruß bzw. Magic-Ten-Sequenz aus dem Jivamukti-Yoga
- Simples, erdendes Essen wie Brokkoli, Tofu und Kartoffeln
- Warmen Tee trinken
- Mein Schlafkissen, das ich immer auch auf Reisen dabeihabe
- Morgengetränke wie warmes Zitronenwasser
- Bestimmte Kleidung wie z. B. Stricksocken, Mütze und ein Tuch
- Wärmflasche
- Gerüche (Räucherwerk und ätherische Öle)
- Kerzenlicht
- Podcasts hören wie z. B. »Alles gesagt?« vom *ZEITmagazin*
- Mantras, Musik hören oder tanzen (ich habe dafür spezielle Playlists zusammengestellt)

So kannst du Verkörperung üben

Hier einige Schritte, die helfen können, körperliche Empfindungen zu erleben und wahrzunehmen:

- Schaffe dir eine ruhige Umgebung. Finde einen bequemen Ort, an dem du dich sicher fühlst, dich entspannen und konzentrieren kannst.
- Atme bewusst. Konzentriere dich auf deinen Atem und versuche, ihn langsam und tief zu atmen. Spüre, wie sich dein Körper mit jedem Atemzug ausdehnt und entspannt.
- Fokussiere dich auf deine Empfindungen. Während du atmest, richte deine Aufmerksamkeit auf die Empfindungen in deinem Körper. Wo spürst du Sicherheit? Wo spürst du Anspannung oder Unbehagen? Wo fühlst du dich entspannt und wohl? Wo fühlst du vielleicht Taubheit? Wo fühlst du Kälte und wo Wärme?
- Nimm deine Empfindungen wahr. Versuche, sie nicht zu bewerten oder zu verurteilen. Akzeptiere, dass sie da sind, und erlaube ihnen, da zu sein; erlaube dir, sie so gut es heute geht zu fühlen. Nutze das Pendeln zwischen den Polaritäten.
- Verkörpere die Empfindungen. Stell dir vor, wie du die Empfindungen in deinem Körper atmest, fühlst, umarmst und integrierst. Probiere aus, was für dich machbar ist und wobei du dich sicher fühlst. Nimm die Empfindungen als Teil deines Körpers und deiner Erfahrung an.

Indem du dich auf diese Weise auf deine körperlichen Empfindungen konzentrierst und sie bewusst wahrnimmst, kannst du eine tiefere Verbindung zu deinem Körper und deiner inneren Welt üben und dadurch auch deinen Geist beruhigen und entspannen.

6

Lebe deinen Atemflow

Integriere die Atempraxis in dein Leben

Du hast nun wirklich eine Menge über den Atem erfahren und weißt, wie ungeheuer groß sein Einfluss auf unser Leben ist. Ich kann mir vorstellen, dass du den Wunsch verspürst, einiges davon in dein Leben zu integrieren. Das ist sicher ein guter Plan! Möglicherweise bist du dir aber nicht sicher, wie das klappen könnte. Denn machen wir uns nichts vor: Alte Gewohnheiten sind mächtig – und sie haben durchaus auch ihre Berechtigung. Umso wertvoller ist es, selbst Einfluss auf seine Gewohnheiten zu nehmen. Diese Macht hast du! Wie du sie nutzt und in deinem Sinne einsetzen kannst, möchte ich dir in diesem Kapitel zeigen.

Atem ist ein Lifestyle

Ich teile hier mit dir, wie ich es geschafft habe, mein Leben und Strukturen zu verändern. Es ist keine Überraschung, wenn ich dir verrate, dass der Atem dabei mein Wegbegleiter und oft sogar mein Wegweiser war. Er hilft uns, unsere Emotionen zu regulieren, unser Leben frei zu gestalten und unsere Passion zu leben. Atmen ist nicht einfach nur ein Tool. Es ist ein Lifestyle.

Wenn Menschen sagen: »So haben wir es immer gemacht«, lässt mich das aufhorchen. Ich liebe es, Strukturen zu hinterfragen – zu fühlen, ob sie noch zeitgemäß sind oder nur ein Automatismus mit dem tieferen Wunsch nach einem Gefühl von Sicherheit. Ja, es ist oft nicht leicht, aus liebgewonnenen Strukturen herauszuwachsen. Es ist meist eine Herausforderung zu spüren, dass bestimmte Lebensumstände nicht mehr passen, und gleichzeitig den nächsten Schritt zu gehen. Vor dem Neuen haben wir häufig Respekt oder gar Angst. Was uns beim Losgehen helfen könnte? Du hast es sicherlich schon erraten: genau, deine regelmäßige Atempraxis. Für mich lag darin der Schlüssel. Was am Atmen anders ist, als eine Meditations- oder Yogapraxis in den Alltag zu integrieren, ist, dass wir den Atem 24 Stunden am Tag und sieben Tage die Woche bei uns haben. Wenn wir irgendwo Wartezeiten haben, von A nach B mit dem Zug fahren und so weiter, kannst du direkt und unmittelbar Atemübungen praktizieren. Wenn unangenehme Gefühle und Widerstände auftauchen, kannst du über das Atmen einen Umgang mit ihnen finden. Atmen geht immer!

Nutze die Macht der Intention

Wir denken im Durchschnitt 6000 bis 7000 Gedanken am Tag, führen innere Selbstgespräche und haben zusätzlich mehrere Stimmen bzw. Anteile in uns, die uns Hinweise geben, uns bewerten und über unser Verhalten und Handeln urteilen. In der Regel sind unsere Gedanken und inneren Dialoge eher kritisch mit uns. Manchmal habe ich mich schon gefragt, ob ich mit meiner Partnerin oder einem Freund so reden würde, wie ich innerlich früher mit mir gesprochen habe. Ganz ehrlich? Auf keinen Fall!

Das bewusste Formulieren von Absichten kann die Kraft haben, unseren Körper und auch unsere Denkweise auszurichten – und die Atmung unterstützt uns dabei, sie zu verinnerlichen. Deshalb bin ich ein großer Fan davon, Intentionen gezielt mit meiner Atempraxis zu verbinden. Vielleicht ist das auch für dich ein Weg, der sich gut in deinen Alltag einfügt? Ich teile hier meine Gedanken und Erfahrungen mit dir.

Was ist eine Intention?

Lass uns zunächst schauen, worüber wir überhaupt sprechen, wenn es um Intentionen geht. Eine Intention entsteht durch die bewusste Entscheidung, etwas Bestimmtes zu tun oder zu erreichen, etwas, dem man eine besondere Bedeutung beimisst. Eine Intention kann die

Absicht sein, eine Handlung zu vollziehen, ein Ergebnis zu erreichen oder eine Veränderung im Leben herbeizuführen. Intentionen sind oft mit einem bestimmten Ziel verbunden und geben dem Handeln eine Richtung. Sie können aus verschiedenen Gründen gesetzt werden, etwa um persönlich zu wachsen, beruflichen Erfolg zu haben oder eine Beziehung zu verbessern. Intentionen können auch dazu dienen, blockierende Gewohnheiten oder Verhaltensmuster zu überwinden und optimale Veränderungen im Leben zu bewirken.
Eine Intention erfordert Aufmerksamkeit und Achtsamkeit, um sie umzusetzen und Hindernisse zu überwinden. Die Kraft der Intention liegt in der Fähigkeit, den Geist zu fokussieren und die Energie auf das Ziel auszurichten. Sie bietet eine Möglichkeit, das Leben bewusster zu gestalten und die eigenen Handlungen und Entscheidungen zu lenken. Intentionen können eine positive Auswirkung auf das Wohlbefinden und die Lebensqualität haben, indem sie den Weg zu einem erfüllten und zufriedenen Leben ebnen. Mir helfen meine Intentionen, meinen Werten zu folgen, meiner inneren Haltung und Kreativität eine Ausrichtung zu geben und ein bewusstes Wesen in der Welt zu sein. Sie unterstützen mich jeden Tag dabei, Widerstände zu überwinden und mich aus meiner Komfortzone zu bewegen.

Ich habe einige Sätze, die mich sehr lange schon begleiten:

- Was auch immer ich tue, lässt die Liebe wachsen.
- Mögen alle Wesen glücklich und frei sein, mögen meine Worte und mein Handeln zu diesem Glück und zu dieser Freiheit beitragen.
- Ich bin die Kraft der Liebe.
- Ich ruhe in mir und vertraue dem Fluss des Lebens.

Was mir besonders wichtig ist, ist, dass Intentionen weder Zeit noch Druck kennen. Sie beinhalten das Wissen, dass jede Person jetzt vollkommen ist, so, wie sie ist. Auch wenn du vielleicht das Gefühl hast, dass es noch eine Zeit dauert, bis du mit der Intention tiefer in Verbindung kommen kannst: Was du dir wünschst, ist jetzt schon da.

Intentionen mit dem Atem unterstützen

Intentionen im Zusammenspiel mit der Atempraxis sind für mich Magie. Wir können die Sätze mehr und mehr im Körper fühlen, ganz ohne unser Zutun. Die Atempraxis gibt uns die Chance, unsere Gedankenmuster und Glaubenssätze zu entschlüsseln. Sie zu spüren, zu beobachten und da sein zu lassen. Gleichzeitig haben wir die Möglichkeit, uns zu entscheiden, ob wir den inneren Dialog fortsetzen möchten. Wir können uns beispielsweise dem Anteil widmen, der verurteilend mit uns spricht. Wichtig ist, dass wir bei Intentionen unsere alten Gedanken oder inneren Stimmen nicht übergehen. Diese waren zu einer bestimmten Zeit im Leben wichtig für uns. Sie einfach wegzudrücken und durch eine neue Intention zu ersetzen geht meist nicht gut. Irgendwann werden die Gedanken, die dich schon lange begleiten, sicherlich wieder lauter werden. Daher ist es wichtig, auch sie da sein zu lassen. Durch das Atmen sind wir uns unserer Gedanken bewusst und können achtsam mit ihnen umgehen.

Ich habe früher ständig innerlich geurteilt: Das ist gut. Das ist schlecht. Wie sieht das denn aus? Ich war zynisch und bewertend. Als ich es vor vielen Jahren bemerkte, war mein Wunsch, das zu ändern. Ich liebe Menschen und bin für so vieles dankbar. Das ständige Beurteilen und Bewerten gab mir früher Sicherheit und Vertrauen. Inzwischen habe ich – vor allem über meine Atempraxis – beides mehr und mehr in mir etabliert, sodass ich es heute nicht mehr brauche.

In der Breathwork-Praxis spielen Intentionen eine wichtige Rolle. Sie helfen uns, uns auf unsere Ziele und Bedürfnisse auszurichten. Durch die bewusste Formulierung und Wiederholung einer Absicht während der Atemarbeit können wir unseren Geist und unser Unterbewusstsein auf unsere Bedürfnisse ausrichten. Darüber hinaus kann das Setzen von Absichten vor einer Breathwork-Sitzung uns dabei helfen, uns auf den Prozess einzustimmen und uns darauf vorzubereiten, körperliche und emotionale Blockaden zu lösen. Dies kann dazu beitragen, während der Sitzung tiefer und bewusster zu atmen.

Übungen für dich

Gewinne Klarheit

Nimm dir ein Notizbuch und mach dir Gedanken darüber, wie du dein Leben gestalten möchtest. Lass deine Gedanken zusammen mit deinem Atem fließen und schreibe einfach auf: Wie möchtest du dich fühlen? Mit wem möchtest du deine Zeit verbringen? Was ist deine Mission? Welche Werte und Intentionen hast du? Was arbeitest du? Wer unterstützt dich? Welche Freunde sind in deinem Leben? Wie ist dein Umfeld? Wo lebst du? Wie bist du? Du kannst dir auch irgendeine andere Frage aussuchen, die dich jetzt gerade in deinem Leben bewegt, und darüber schreiben. Fülle eine ganze Seite deines Notizbuchs und schreibe immer weiter, auch wenn du stets nur ein und denselben Satz schreibst. Ich empfehle dir, mit der Hand zu schreiben.

Finde Erfüllung

Das Rad des Lebens ist ein Coaching-Tool, das dir dabei hilft, ein erfüllteres Leben zu führen. Dabei stellst du verschiedene Lebensbereiche in einem Kreisdiagramm dar, um eine visuelle Übersicht über dein Leben zu erhalten. Diese Bereiche können je nach persönlicher Präferenz und persönlichem Bedarf variieren, umfassen aber typischerweise Aspekte wie Karriere, Beziehungen, Gesundheit, Finanzen, Freizeit, persönliches Wachstum, Lebensumfeld und Spiritualität. Das Ziel dieser Übung ist es, eine Einschätzung des aktuellen Status quo in jedem Bereich zu bekommen, um daraufhin herauszufinden, in welchem Bereich du Verbesserungen vornehmen möchtest. So kannst du deine Prioritäten neu setzen und dir klarmachen, welche Schritte nötig sind, um ein ausgeglichenes Leben zu führen. Mir hat das Rad des Lebens über Jahre geholfen, mein Leben nach meinen Bedürfnissen auszurichten, mich immer wieder auf der Gefühlsebene zu fragen, wie ich mich in den einzelnen Bereichen meines Lebens fühlen möchte. Was ist schon da, und was kann ich ändern, um mich sicherer und wohler zu fühlen? Du schaffst dir Klarheit, indem du die einzelnen Bereiche auf einer Skala von 1 bis 10 einschätzt (1 = gar nicht in deinem Leben, 10 = vollständig in deinem Leben). Wenn du Lust hast, es auch für dich auszuprobieren, findest du etliche Vorlagen für das Rad des Lebens zum Ausdrucken im Internet.

Stell dir deine Routine zusammen

Unsere tägliche Routine ist oft von Gewohnheiten geprägt, die wir über Jahre hinweg aufgebaut haben. Wir stehen zur gleichen Zeit auf, frühstücken, fahren die gleiche Strecke zur Arbeit und machen die gleichen Dinge in unserer Freizeit. Es gibt viele Gründe, warum es hilfreich sein kann, Routinen und feste Abläufe in den Alltag zu integrieren. Sie geben uns Sicherheit und Stabilität. Gleichzeitig kann es schwierig sein, aus dieser Routine auszubrechen und etwas Neues auszuprobieren. Doch es lohnt sich, denn eine Veränderung unserer Routine kann uns motivieren, uns weiterzuentwickeln und neue Erfahrungen zu machen. Was ich häufiger von Menschen höre, ist, dass Routinen sie langweilen. Das kann ich sehr gut verstehen. So ging es mir früher auch, und das trifft sicherlich auf viele andere Menschen auch zu. Routinen helfen uns im parasympathischen Teil des Nervensystems, uns wohl und sicher zu fühlen und uns einen Ruhepol zu schaffen. Auch Menschen, die Routinen nicht mögen, haben meist in irgendeiner Form eine. Hier ist es wichtig zu schauen, dass es Routinen werden, die du gern machst, und dass es dir leichtfällt, sie in dein Leben zu integrieren. Die Routinen müssen nicht von Uhrzeiten oder festen Abläufen abhängig sein. Finde darin deinen mit dir fühlenden Weg.

Wie veränderst du deine Gewohnheiten?

Unsere Gewohnheiten sind in den beiden Kernseiten unseres Gehirns unterhalb der Großhirnrinde in den sogenannten Basalganglien verortet. Wenn wir neue Fähigkeiten und Verhaltensmuster erlernen, wird zunächst die Großhirnrinde aktiv – sie ist die Zentrale unseres bewussten Tuns. Wiederholungen verselbstständigen den Prozess. Die Signale im Hirn vertiefen und verinnerlichen sich so in der Hirnrinde und werden zur Routine. Es bilden sich neue neuronale Netze im Hirn. Wie lange das dauert? Eine Studie der Psychologin Phillippa Lally vom University College in London hat gezeigt, dass sich eine neue Routine im Durchschnitt innerhalb von 66 Tagen etabliert.

Veränderungen erzeugen oft Unsicherheit und eine Art Unwohlsein. Die können sich in Form von Spannungen im Körper zeigen, was ganz natürlich ist, wenn wir uns gestresst oder angestrengt fühlen. Sobald das der Fall ist, greifen wir auf bekannte Kompensationsstrategien, Routinen und Muster zurück, um irgendwie wieder ins Gleichgewicht zu kommen. Das erzeugt dann Frust. Im Intesoma® Breathwork Teacher Training haben wir kürzlich darüber gesprochen, dass wir an den inneren Schweinehund, innere Blockaden und Widerstände nicht glauben. Es gibt immer einen Grund, warum da gerade eine Grenze ist. Eine Grenze bedeutet für uns, in diesem Moment nicht genug Kapazität zur Verfügung zu haben. Und das ist okay. Daher empfehle ich dir, behutsam und achtsam mit deiner Routinenveränderung umzugehen. Finde zunächst heraus, was deine Motivation ist. Vielleicht willst du dein Leben gesünder oder produktiver gestalten, willst kreativer sein oder mehr Zeit für Dinge haben, die dir am Herzen liegen.

Wenn ich mit Klient:innen arbeite und beispielsweise der Wunsch nach mehr Sport und Bewegung da ist, es aber immer wieder an der Umsetzung scheitert, sehen wir uns die Motivation an. Manchmal sind es Sätze wie: »Wenn ich Sport treibe, bleibe ich im Alter gesund und werde nicht so früh sterben!« Hier habe ich mit meiner Klientin herausgearbeitet, dass hinter dem Bedürfnis nach mehr Sport die

Angst vor dem Sterben steckt. Im besten Fall ist die Motivation die Freude an der Bewegung. Das war bei ihr aber nicht der Fall. Sie hat sich überhaupt nicht gern bewegt. Ob ihr Vorhaben, dennoch mehr Sport zu treiben, geklappt hat? Ja, weil wir etwas gefunden haben, das ihr Spaß macht. Gleichzeitig konnte sie der Angst vor dem Sterben mehr Raum geben und erkunden, dass sie sich davor fürchtete, nicht ihr Leben, sondern das der anderen gelebt zu haben. Über einen längeren Zeitraum und auch mit zusätzlicher Begleitung konnte sie die Angst besser fühlen und kennenlernen.

Übungen für dich

Beginne mit fünf Minuten

Schnapp dir wieder dein Notizbuch und notiere auf der einen Seite, wie du deinen Tag gestalten möchtest. Auf der anderen Seite listest du auf, wie du ihn aktuell gestaltest. Das schafft erst einmal Klarheit. Im nächsten Schritt kannst du dir von deiner Liste eine Sache aussuchen, die du ab heute täglich für fünf Minuten in deinen Tag integrierst – und das für die kommenden 66 Tage. Vielleicht gibt es auch jemanden in deinem Umfeld, der oder die ebenfalls Lust hat, etwas zu verändern. Verabredet euch, teilt euch mit, was es ist, und überprüft jeden Tag, ob ihr es auch gemacht habt. Als ich beispielsweise vor Jahren mit der Malerei und meiner Kunst anfing, habe ich jeden Tag fünf Minuten gemalt. That's it! Es geht um den Akt und die Routine, es zu tun, und zunächst ist nicht wichtig, wie viel Zeit du damit verbringst.

Schaffe Verknüpfungen

Um etwas im Leben neu zu etablieren, ist es meiner Erfahrung nach am leichtesten, wenn du das neue Ritual mit einem bereits bestehenden verknüpfst. Vielleicht möchtest du täglich eine Atemübung in deinen Alltag integrieren. Dann finde etwas, das du jeden Tag tust und womit sich die Atemübung verbinden lässt. Du könntest die Kohärenzatmung immer auf deinem Weg zur Arbeit machen: Du atmest auf vier Schritte, also vier Sekunden, ein und auf vier Sekunden und weiteren vier Schritten aus. So kann sich eine Routine langfristig und in deinem Alltag festsetzen.

Gib nur ein Prozent

Die 1%-Methode ist ein Buch von James Clear, das ich dir sehr empfehlen möchte. Für mich war es vor Jahren ein echter Gamechanger. Bei dieser Methode geht es darum, bei Veränderungen langsam und stetig vorzugehen. Ich kenne das nur zu gut, dass ich mir eine Sache vornehme. Der Berg erscheint mir anfänglich so hoch, dass ich erst gar nicht damit anfange. Es sind viel zu viele Schritte bis dahin. Die Idee hinter der 1%-Methode ist ganz einfach: Wenn wir jeden Tag nur ein Prozent dessen umsetzen, was wir tun wollen, summiert sich das innerhalb eines Jahres. Das mag sich vielleicht nicht nach viel anfühlen. Wenn wir jedoch bedenken, wie schwierig es sein kann, alte Gewohnheiten abzulegen, ist das ein erstaunlicher Fortschritt. Was möchtest du jeden Tag ein Prozent mehr machen? Schnapp dir dein Notizbuch oder ein Blatt Papier und notiere es dir. Wenn du Zeit und Lust hast, schließe zuvor deine Augen und verbinde dich mit dir, indem du deine Hände auf deinem Körper positionierst. Nimm ein paar Atemzüge über die Nase, nutze deine Bauchzwerchfellatmung. Und nun stell dir innerlich die Frage: Was ist mein Bedürfnis für die kommende Zeit? Was möchte ich mehr in mein Leben integrieren? Schreib aus deinem Körpergefühl heraus und verbinde dich mit der inneren Freude.

Komm in den Flow

Im Flow sein – die Formulierung hast du bestimmt auch schon oft gehört. Klingt irgendwie gut, doch was genau ist damit eigentlich gemeint? Das kleine Wort »Flow« stammt aus dem Englischen und bedeutet übersetzt so viel wie fließen oder strömen. Wenn du im Flow bist, fließt alles und du mit – die Zeit, deine Aufgabe und deine Konzentration. Deine Tätigkeit geht dir leicht von der Hand. Du bist völlig präsent, bewusst und gleichzeitig vertieft. Umgebung und Zeit spielen keine Rolle. Flow hat immer etwas mit Wachstum und Veränderung zu tun: Alles fließt, nichts bleibt, wie es ist.

Alles fließt – aber wie?

Richtig bekannt gemacht hat den Begriff der Kreativitätsforscher und Psychologe Mihály Csíkszentmihályi. In den 1970er-Jahren beobachtete er im Rahmen einer Forschungsarbeit Künstler:innen. Er fand heraus: Den meisten war das Ergebnis ihrer Arbeit ganz gleich. Der Prozess an sich, das Erschaffen – das war ihnen wichtig. Und den Zustand, in dem sie sich während der Schaffensphase befanden, bezeichneten sie als fließend – im Flow. Inzwischen wissen wir, dass wir den Flow nicht nur bei der künstlerischen Arbeit erleben können: Wir können unser ganzes Leben lang auf der Welle des Lebens surfen und im Flow sein.

Für mich bedeutet ein Leben im Flow, dass meine Handlungen, Bedürfnisse und Gefühle im Gleichgewicht sind. Ich stehe im Kontakt zu mir selbst. Ich weiß, was ich brauche und wie ich leben möchte. Ich beschäftige mich seit Jahren mit den Möglichkeiten, wie ich im Flow leben kann. Und ich habe gemerkt: Immer wieder im Flow sein – das macht mich emotional ausgeglichener. Ich habe nicht mehr so oft das Gefühl, mein Leben nicht im Griff zu haben, sondern fühle mich stark und gleichzeitig mit meiner inneren Ruhe verbunden. Ich weiß, dass ich die Herausforderungen des Lebens meistern kann.

Das alles können der Atem und ein Leben im Flow

- Du lernst immer wieder Neues kennen.
- Du empfindest Freude an den Veränderungen des Lebens.
- Du fühlst dich geerdet, weil du weißt, was deine Aufgabe in der Welt ist.
- Im Flow schüttet dein Körper mehr Glückshormone aus.
- Du grübelst weniger, weil du weniger an dir selbst und deinen Handlungen zweifelst.
- Du kennst deine Ziele und kannst einfach dein Leben gestalten.

So kommst du in den Flow

Leider gibt es keinen Schalter, mit dem wir uns auf »Flow« schalten können. Vielmehr ist es so, dass das Leben im Flow aus deiner inneren Ruhe entsteht. Damit meine ich, dass du dich selbst und deine Bedürfnisse wahrnimmst. Und du nimmst sie ernst. Du vertraust auf dein Können. Innere Ruhe bedeutet für mich auch, verletzlich zu sein. Erlebnisse aus der Vergangenheit, schwere Phasen – das gibt es im Leben ja immer. Auch ihnen dürfen wir Raum geben, auch mit ihnen dürfen wir uns auseinandersetzen. Du gestaltest deine Zukunft aktiv und authentisch, frei vom Perfektionsanspruch. Und wenn der Anteil der Perfektion und schon alles können zu wollen dich innerlich besuchen kommt, dann erlaube dem Anteil am besten auch mit dabei sein zu dürfen. Auch der Anteil in dir darf den Flow des Lebens besser kennenlernen. So ist Wachstum möglich.

Für einen Flow-Zustand braucht es unter anderem eine klare Intention, Herausforderung, intrinsische Motivation, Konzentration und das Gefühl, dass man die Richtung des Lebens frei bestimmen darf. Wenn du in Kontakt mit deiner inneren Ruhe bist, weißt du, was deine Intention und deine Motivation sind. Deine Atmung kann dir dabei helfen. Atemübungen holen dich aus dem schnellen Lebenstempo heraus. Du trittst auf die Bremse und reflektierst: Verliere ich mich gerade aus den Augen? Wohin will ich? Oft reichen schon fünf Minuten, damit du dich wieder mit dir selbst verbinden kannst.

Übungen für dich

Verfasse »Morning Pages«

Die »Morning Pages« sind eine Methode aus Julia Camerons *Der Weg des Künstlers*. Das Prinzip ist einfach: Sobald du aufwachst, nimmst du dir dein Notizbuch und schreibst drei Seiten komplett mit der Hand voll. Dabei ist es wichtig, dass du einfach drauflosschreibst, ohne nachzudenken – seien es deine Gedanken, Träume, Sorgen oder Ängste. Das Verfassen von »Morning Pages« ist eine Art des Brainstormings und soll dir helfen, deine Gedanken und Emotionen zu sortieren und Klarheit über deine Ziele und Prioritäten im Leben zu bekommen. Es kann auch helfen, dich von blockierenden Gedanken und Ängsten zu befreien und den Kopf freizumachen. Ein Tipp noch: Lies in den ersten Wochen nicht, was du geschrieben hast. Der Zweck der »Morning Pages« besteht darin, deine Gedanken und Emotionen zu sortieren, nicht eine Chronik deines Lebens zu führen.

Schreibe dir einen Liebesbrief

Magst du Pläne machen, Mood Boards oder To-do-Listen schreiben? Meine Erfahrung ist, dass alles, was ich mir wünschen könnte, aus der Vergangenheit kommt – aus den Erfahrungen und Erinnerungen, also aus dem heraus, was ich schon kenne. Für mich ist das limitierend. Was ist mit den neuen Erfahrungen und der Magie des Lebens? Ich lebe heute ein erfülltes, glückliches Leben, das ich mir trotz all meiner Kreativität so gar nicht hätte ausmalen können. Ich habe mir beispielsweise immer eine bewusste und bedingungslos liebende Partnerschaft gewünscht; eine, in der wir gemeinsam etwas Größeres zum Wohle und Wachstum der Menschen kreieren dürfen. Genau ein solches Projekt ist Intesoma® Breathwork. Ich hatte ein Gefühl zu dem Menschen – dass es Conni wurde, war ausgesprochen überraschend für mich, da ich vorher immer in heteronormativen Partnerschaften lebte. Auch aus diesem besonderen Grund mache ich keine Pläne mehr. Ich richte mich aus und habe eine Bedürfnisliste. Und ich schreibe mir jedes Jahr einen Liebesbrief. Ich schreibe mir, was ich toll an mir finde, wofür ich mich liebe. Wie ich mich fühlen und an sich fühlen möchte. Hört sich vielleicht kitschig an, ist für mich aber gelebter Selbstwert und gelebte Selbstliebe. Die Übung kann eine kraftvolle Methode sein, um mit sich selbst in Verbindung zu gehen und sich auf das zu fokussieren, was wirklich wichtig ist im Leben. Die Übung kann ein wertvolles Werkzeug sein, um dich selbst zu motivieren und zu inspirieren.

Hier einige Inspirationen, um diese Übung zu machen:

- Finde einen ruhigen und inspirierenden Ort, an dem du dich wohl und sicher fühlst.
- Setze dich hin und atme tief ein und aus, um dich zu zentrieren und in den Moment zu kommen. Komme in deinem Körper an.
- Nimm dir Zeit, um in dich hineinzuhorchen und zu spüren, was dir wirklich wichtig ist im Leben.
- Schreibe dir einen Liebesbrief, in dem du dich selbst ermutigst und unterstützt, um deine Ziele und Träume zu erreichen.

- Schreibe in der Gegenwarts- oder Vergangenheitsform, nicht in der Zukunftsform.
- Schreibe deine Emotionen und Gefühle auf. Schreibe aus dem Herzen und sei ehrlich zu dir selbst. Sprich deine Ängste und Zweifel aus und ermutige dich selbst weiterzugehen.
- Schließe den Brief und schreibe das Datum auf, an dem du ihn wieder öffnen wirst – am besten in ein paar Monaten oder einem Jahr.
- Bewahre den Brief an einem sicheren und besonderen Ort auf, an dem du ihn leicht wiederfinden kannst.
- Wenn du den Brief ein Jahr später wieder öffnest, nimm dir Zeit, um zu reflektieren, wie sich dein Leben seitdem verändert hat. Feiere dich und sei stolz auf dich selbst. Wenn du deine Bedürfnisse noch nicht erreicht hast, feiere dich für die Schritte, die du schon dorthin gemacht hast. Erlaube dir, geduldig mit dir zu sein, ermutige dich selbst weiterzugehen.

Hier einige Inspirationen für deinen Brief:

- Was sind deine Werte und Bedürfnisse?
- Wo lebst du und wie lebst du?
- Was bedeutet Kreativität für dich und wo findet sie statt?
- Was motiviert und inspiriert dich?
- Was hast du alles in dem einen Jahr erlebt?
- Was spielst du gern?
- Was hast du als Kind gern gemacht?
- In welchen Momenten in deinem Leben fühlst du dich besonders glücklich?
- Welchen Ausdruck hat die Lebensfreude in deinem Leben?
- Welches Zitat inspiriert dich?
- Womit möchtest du deine Zeit verbringen?
- Was schenkt dir ein Gefühl von Sicherheit?

Du hast ein ganzes Schlüsselbund

Um dein Nervensystem auf Dauer zu regulieren, geht es wie bereits erwähnt nicht darum, Emotionen in deinem Körper zu unterdrücken oder zu umgehen. Es geht darum, dich und deine Regulierungsstrategien immer besser kennenzulernen. Ich beispielsweise greife bei starkem innerem Druck und Stress nach wie vor auf Kompensationsstrategien wie Zucker zur Entspannung zurück. In den letzten Jahren merke ich jedoch meine innere Anspannung, wenn ich Heißhunger auf Zucker habe. Ich esse ihn dann bewusst, und wenn es möglich ist, greife ich zu dunkler Schokolade. Wenn nicht, bin ich auch im Frieden mit mir und habe Mitgefühl und nicht mehr die verurteilenden Stimmen wie: »Zucker ist absolut schädlich für dich« oder: »Du weißt es doch besser, lass das!« im Kopf. Es ist auch nicht damit gemeint, Kompensationsstrategien von jetzt auf gleich sein zu lassen und durch neue zu ersetzen, sondern ein tieferes Verständnis für dich und deine Strategien zu entwickeln und deinen Lifestyle so zu gestalten, dass du mehr und mehr lernst, dein Nervensystem und damit dich zu regulieren.

Kompensationsstrategien zur Regulierung des Nervensystems

Lange Zeit war ich selbst auf der Suche nach dem einen Schlüssel, der mir helfen sollte, meine »Probleme« zu lösen. Inzwischen weiß ich, dass es den nicht gibt – heute sehe ich das Gesamtbild und den Weg dorthin. Ich besuchte viele Seminare und Retreats, hatte Termine mit Heilpraktiker:innen, Ärzt:innen und Traumatherapeut:innen und absolvierte Ausbildungen, bis ich eines Tages feststellte, dass mir sogar ein ganzes Schlüsselbund zur Verfügung steht. Atmen ist beispielsweise ein wichtiger und großer Schlüssel – es gibt jedoch noch weitere. Für mich ist es die Kombination aus diesen Schlüsseln, die mir dabei hilft, ein gesundes, erfülltes und zufriedenes Leben zu führen.

Wenn es darum geht, das Nervensystem zu regulieren, gibt es aus meiner Sicht keine schnelle Lösung. Wir sollten auf dem Weg der Heilung nicht hetzen, sondern uns entspannen und regenerieren. Dazu bedarf es unterschiedlicher Komponenten und Dimensionen. Es hilft, einen ganzheitlichen, holistischen Blick auf das Leben zu werfen. Meist haben wir viele Jahre ein unreguliertes Leben geführt, ein Leben außerhalb des Toleranzfensters, geprägt von Traumata und chronischem Stress. Echte Nervensystemregulierung bedeutet, die innere Kapazität auszubauen und stressresilienter zu werden. Denn wir werden in irgendeiner Form immer Stress haben. Die Frage ist, wie wir damit umgehen. Jeder Mensch ist anders; wir können uns vielleicht gegenseitig inspirieren, doch letztlich muss jede:r den ganz eigenen Weg der Regulation gehen.

Fang am besten bei einer Sache an und schaffe dir immer wieder Bewusstsein über deine Kompensationsstrategien. Wenn sie dir nicht guttun, wirst du sie mit der Zeit einfach lassen. Ganz natürlich, ohne das Gefühl zu haben, auf etwas verzichten zu müssen. Bitte verstehe die folgenden Punkte als Inspirationen für dein Leben. Ich integriere sie zusätzlich zu meiner Atempraxis in meinem Leben.

Wasser trinken

Wasser ist für unseren Körper lebensnotwendig, da es an vielen wichtigen Funktionen beteiligt ist. Es hilft, die Körpertemperatur zu regulieren, indem es überschüssige Wärme durch Schweiß abführt. Es ist auch für den Transport von Nährstoffen und Sauerstoff zu den Zellen des Körpers verantwortlich und hilft, Abfallprodukte auszuscheiden. Wenn wir nicht genug Wasser trinken, können wir dehydrieren, was zu Symptomen wie Müdigkeit, Kopfschmerzen, Verstopfung, trockener Haut und trockenen Schleimhäuten führen kann. Langfristige Dehydration kann auch zu schwerwiegenden Gesundheitsproblemen führen, etwa zu Nierenversagen, Harnwegsinfektionen und sogar zu Schäden im Gehirn. Die empfohlene Menge variiert je nach Körpergewicht, Aktivitätsniveau und Umgebungstemperatur, im Allgemeinen aber sollten Erwachsene mindestens zwei Liter Wasser pro Tag trinken. Ich halte mich, so gut ich es kann, an die Empfehlung meines Personal Trainers Arlow: zwei vor zwölf, d. h. zwei Liter Wasser vor zwölf Uhr. Ich achte bei meiner Wasserauswahl auf ein hochwertiges stilles Wasser, am besten aus der Glasflasche und regional. Im Winter trinke ich mehr warmes Wasser, weil mein Körper das besser verträgt.

Ausgewogene Ernährung

Eine gesunde und ausgewogene Ernährung ist für unseren Körper von entscheidender Bedeutung. Eine wichtige Komponente dafür sind einfache und wenig verarbeitete Nahrungsmittel. Greife also lieber zu frischem Gemüse, Obst, Nüssen, Samen und Vollkornprodukten. Die stecken voller Nährstoffe, die unser Körper liebt, und eignen sich in ihrer natürlichen Form am besten für uns. Wenn wir uns von stark verarbeiteten Lebensmitteln fernhalten, können wir auch den Verzehr von künstlichen Zusatzstoffen und ungesunden Fetten reduzieren. Regelmäßig etwas essen und nicht so lange warten, bis wir starken Hunger haben, entspannt den Körper und das Nervensystem. Außerdem erdet uns Essen sehr. Ich ernähre mich pflanzenbasiert, also überwiegend vegetarisch oder sogar vegan. Mein Zuhause habe

»Ich danke dir
von ganzem Herzen,
dass du Atemzug
für Atemzug ein
immer bewussteres
Leben in deinem
Sein lebst.«

Christine Schmid

ich in den Grundlagen der Ayurvedalehre gefunden. Ich mag am liebsten frisch und einfach zubereitetes Essen. Finde heraus, welches Essen dir echte Energie schenkt und mit welchem Essen du deinen Körper optimal mit Energie versorgen kannst. Außerdem sollten wir beim Essen entspannt sein und uns im Parasympathikus-Zustand befinden. Wenn wir in einem stressigen oder ängstlichen Zustand essen, kann unser Körper Schwierigkeiten haben, das Essen zu verdauen und alle wichtigen Nährstoffe aufzunehmen. Früher habe ich beispielsweise unterwegs im Auto oder bei angespannten Besprechungsterminen gegessen. Es ist jedoch einfach keine gute Idee, unter Stress zu essen. Zusätzlich nehme ich auf mich abgestimmte Nahrungsergänzungsmittel. Hier empfehle ich dir, ein großes Blutbild bei einer Person machen zu lassen, die sich damit auskennt. Willkürlich irgendwelche Nahrungsergänzungsmittel zu nehmen ist sicherlich nicht sinnvoll.

Regelmäßige Bewegung

Es wird empfohlen, 10 000 Schritte am Tag zu gehen, da regelmäßige körperliche Aktivität zahlreiche Vorteile für den Körper hat. Du kannst stattdessen natürlich auch Fahrrad fahren. So kannst du den Stoffwechsel anregen, die Durchblutung verbessern, das Herz-Kreislauf-System stärken, Knochen und Muskeln kräftigen, das Immunsystem stärken und Stress reduzieren. Bewegung hat auch positive Effekte auf die Atmung, da sich die Atemfrequenz und -tiefe automatisch an die körperlichen Anforderungen anpassen. Beim Gehen erhöht sich der Sauerstoffbedarf des Körpers, und die Atmung wird schneller und tiefer, um die zusätzliche Energie bereitzustellen. Insofern kann eine bewusste Atmung während des Gehens dazu beitragen, die Sauerstoffversorgung des Körpers zu verbessern, den Stoffwechsel anzuregen und das körperliche Wohlbefinden zu steigern. Baue in deinen Tag so viel Bewegung wie möglich ein. Steh auch einfach mal während des Tages vom Schreibtisch auf und bewege dich.

Kraftsport

Kraftsport zielt auf die Verbesserung von muskulärer Stärke, Ausdauer und Leistungsfähigkeit ab. Gewichtheben, Bodybuilding oder Crossfit sind einige Beispiele dafür. Es gibt mehrere Gründe, warum Kraftsport für uns wichtig ist. So hilft er dabei, die Muskelmasse zu erhalten und aufzubauen, was insbesondere im Alter von Vorteil ist. Er kann dazu beitragen, eine gesunde Körperhaltung zu fördern, das Risiko von Verletzungen zu verringern und die Knochengesundheit zu verbessern. Außerdem hilft er, Stress abzubauen und das allgemeine Wohlbefinden zu steigern. Durch die Freisetzung von Endorphinen kann es zu einer Verbesserung der Stimmung und des Selbstwertgefühls kommen. Muskeltraining kann auch Einfluss auf die Atmung haben, da es die Atemmuskulatur trainiert, sodass die Atmung effizienter und tiefer wird, was zu einer besseren Sauerstoffversorgung des Körpers führt. Zudem erfordert das Training mit Gewichten häufig eine bewusste Atemkontrolle, um die körperliche Belastung zu bewältigen.

Yoga

Yoga ist eine körperliche und geistige Praxis, die ihren Ursprung in Indien hat und mehrere Jahrtausende alt ist. Es gibt verschiedene Formen des Yoga, aber die meisten beinhalten Körperhaltungen (Asanas), Atemübungen (Pranayama) und Meditation (Dhyana). Ziel des Yoga ist es, Körper und Geist zu vereinen und dadurch ein höheres Bewusstsein zu erreichen. Durch die Körperhaltungen werden die Muskeln gestärkt und gedehnt, die Durchblutung wird verbessert und die Beweglichkeit erhöht. Die Atemübungen helfen, den Atem zu regulieren und dadurch die Sauerstoffversorgung des Körpers zu verbessern. Die Meditation unterstützt den Geist dabei, sich zu beruhigen und Stress abzubauen. Es gibt zahlreiche Studien, die die positiven Auswirkungen von Yoga auf die körperliche und geistige Gesundheit belegen, etwa die Verbesserung von Kraft, Flexibilität, Gleichgewicht, Stressabbau und Entspannung.

Meditation

Diese Praxis zielt darauf ab, den Geist zu beruhigen und ihn in einen Zustand der Klarheit zu versetzen. Es gibt verschiedene Arten von Meditation, doch im Allgemeinen geht es darum, sich auf einen bestimmten Fokus zu konzentrieren und die Gedanken vorbeiziehen zu lassen, ohne ihnen zu folgen oder sich von ihnen ablenken zu lassen. Durch regelmäßige Meditation kannst du innere Ruhe, Entspannung, Konzentration und Achtsamkeit entwickeln, dein Wohlbefinden steigern, Stress und Ängste reduzieren und häufig sogar körperliche Beschwerden wie Schmerzen, Bluthochdruck und Schlafstörungen reduzieren. Immer wieder höre ich von Menschen, dass Meditation nichts für sie ist. Das kann ich absolut verstehen, weil es aus meiner Sicht ein regulierteres Nervensystem und innere Kapazität braucht, um mit sich sein zu können. Falls dir das mit Meditation auch so geht, nutze erst einmal eine Atemübung und baue deine innere Kapazität und ein stabiles Nervensystem auf. Wenn du viel Stress hast, fühlst du dich in gewisser Weise dort sicher und wohl. In die Entspannung zu kommen kann Angst und Unsicherheit auslösen. Daher könnte es eine gute Idee sein, zu einem späteren Zeitpunkt mit mehr innerer Kapazität mit der Meditation zu beginnen. Meditation und Atmung sind eng miteinander verbunden. Bei der Meditation wird oft auf die Atmung als Fokus zurückgegriffen. Meine Anfänge in der Meditationspraxis liegen Jahre zurück. Ich habe lange mit geführten Meditationen praktiziert. Ich empfand das als sehr hilfreich. Heute liebe ich es, in Stille zu sitzen. Meditation kann zusätzlich jede Aktivität sein, der du deine volle Aufmerksamkeit im gegenwärtigen Moment schenkst. Die tägliche Hausarbeit – das Ein- und Ausräumen der Spülmaschine, das Zusammenlegen der Wäsche, das Kochen – ist für mich eine zusätzliche Form der Meditation.

Körpertherapie

Inzwischen weißt du, dass ich Formen von begleiteter Körpertherapie super finde. Körpertherapie kann helfen, die emotionalen, mentalen und körperlichen Blockaden, die uns daran hindern, unser volles Potenzial zu leben, zu überwinden. Therapieansätze wie Somatic Experiencing® (SE) oder das Neuroaffective Relational Model (NARM) können eine besonders effektive Form sein. Sie konzentrieren sich darauf, wie körperliche Empfindungen und Emotionen miteinander verknüpft sind und wie unser Körper auf Traumata reagiert; so können sie uns dabei unterstützen, diese zu überwinden. Ganz sicher gibt es Therapeut:innen mit weiteren tollen Ansätzen, die den Menschen in seiner Ganzheit unterstützen. Überprüfe, welchen Weg der Mensch selbst gegangen ist und welchen Background er hat. Es geht aus meiner Sicht nicht nur darum, zu denken oder zu reden, sondern im therapeutischen Rahmen zu fühlen. Durch das Erlernen von Techniken zur Selbstregulierung können wir uns besser auf schwierige Situationen einstellen und uns von ihnen erholen. Aus meiner Sicht reicht eine Gesprächs- oder Verhaltenstherapie nicht aus. Wir können nur minimal auf das Bewusstsein und die Erinnerungen im Gehirn zugreifen. Interessant ist es, wenn wir uns auch dem Körperspeicher widmen. Wie du inzwischen weißt, sitzen im Körper unterbewusste Speicherungen. Bei der Körpertherapie kannst du in einem sicheren Setting wieder lernen, deinem Körper zu vertrauen und die körperlichen Speicherungen zu integrieren.

Medienkonsum

Der Medienkonsum prägt heute vielfach unseren Alltag. Wir nutzen täglich oft mehrmals Fernsehen, Internet, Videospiele, Musik und Nachrichten, um Unterhaltung, Information und Kommunikation zu erhalten. Es ist wichtig, achtsam damit umzugehen und ein Gleichgewicht zwischen Medienkonsum und anderen Aktivitäten wie Bewegung, sozialen Interaktionen und kreativem Ausdruck zu finden. Ein gesunder Medienkonsum schließt auch das Vermeiden von Inhalten ein, die negative Auswirkungen auf die körperliche und geistige Gesundheit haben können, beispielsweise Gewalt in Filmen, falsche Informationen oder unrealistische Darstellungen von Schönheit und Erfolg. Es ist wichtig, sich bewusst zu sein, welche Medien man konsumiert und wie viel Zeit man ihnen widmet. Der automatische Griff zum Mobiltelefon, um Nachrichten oder Social-Media-Posts zu lesen, kommt bei mir häufig aus dem unterbewussten Wunsch heraus, mich von der Tätigkeit gerade abzulenken oder für einen Moment zu entspannen. Seitdem ich mir das bewusst gemacht habe, kann ich anders damit umgehen: Ich registriere mein Bedürfnis nach Entspannung und kann das Telefon einfach liegen lassen. Stattdessen lasse ich dann meinen Blick im Raum umherwandern und finde einen Ausblick oder Gegenstand, auf dem ich meine Augen ruhen lasse und mich so entspannen kann. Natürlich atme ich währenddessen bewusst und kann so meinen Körper für diesen Moment wahrnehmen und entspannen.

Raus in die Natur

Die Natur spielt eine wichtige Rolle für unser Wohlbefinden und unsere Gesundheit. Studien (8) haben gezeigt, dass der Aufenthalt in der Natur Stress reduzieren und das Immunsystem stärken kann. Eine spezielle Form des Naturerlebens ist das Waldbaden oder Shinrin Yoku. Das japanische Wort bedeutet, in die Atmosphäre des Waldes einzutauchen. Beim Waldbaden geht es darum, bewusst und achtsam in der Natur zu sein, um sich zu entspannen und Stress abzubauen. Die Praxis beinhaltet langsame Spaziergänge im Wald, bewusstes Atmen, Entspannungsübungen und das bewusste Wahrnehmen der Natur mit allen Sinnen. Eine Erklärung für die positiven Auswirkungen des Waldbadens auf unsere Gesundheit ist, dass Bäume und andere Pflanzen Phytonzide, ätherische Öle und andere chemische Verbindungen freisetzen, die von unserem Körper aufgenommen werden und unser Immunsystem stärken können. Zudem wirken die Umgebung und das Grün des Waldes beruhigend auf unser Nervensystem und können dazu beitragen, uns zu entspannen und das Stressniveau zu senken. Unsere Sinne werden auf sanfte Weise angeregt, und wir können auf tieferen Ebenen entspannen. Falls du also in der Stadt lebst und die Natur nicht direkt vor der Haustür hast, lohnt es sich, am Wochenende einen Ausflug in den Wald zu unternehmen.

Spiele spielen

Einfach mal raus aus der Komfortzone und im Spiel entspannen – das kann Wunder wirken. Wann hast du das letzte Mal etwas gespielt? Ich meine keine Computerspiele, sondern analoge Spiele: Fußball, Volleyball, Scrabble, Karten- und Gesellschaftsspiele, Rollenspiele, Geschicklichkeitsspiele, Fangen, Verstecken, Seilspringen, Frisbee, Mal- und Zeichenspiele oder Improvisationsspiele. Ich wünschte, es würde mehr kreative Spielplätze, auch für Erwachsene geben. Wenn wir uns auf neue spielerische Aktivitäten einlassen, werden neue neuronale Verbindungen in unserem Gehirn geknüpft. Das kann helfen, unsere kognitive Flexibilität zu erhöhen und uns besser in verschiedenen Situationen reagieren zu lassen. Außerdem können wir schneller lernen und uns besser an neue Umstände anpassen. Das Spielen kann uns auch helfen, unseren Stresslevel zu senken und unsere Emotionen zu regulieren. Es erleichtert uns, zu entspannen und vom täglichen Stress abzulenken. Das kann besonders wichtig sein, wenn wir in einer Welt leben, die von schnellen Veränderungen und hohen Anforderungen geprägt ist. Psychologisch können das Ausprobieren von Neuem und das Spielen uns dabei helfen, unser Selbstbewusstsein und Selbstwertgefühl zu steigern. Durch das Bewältigen von Herausforderungen und das Entdecken von neuen Fähigkeiten und Interessen können wir uns lebendiger fühlen. Wir können uns auch in unserer Kreativität bestärkt fühlen, was sich ganz allgemein positiv auf unser Leben auswirken kann.

Eine:n passende:n Atemlehrer:in finden

Atmen ist eine der grundlegendsten und wichtigsten Funktionen unseres Körpers. So überrascht es nicht, dass viele Menschen die heilenden Kräfte des Atmens erkunden wollen und sich für eine Atemtherapie oder ein Atemtraining interessieren. Falls du Schwierigkeiten mit der Atmung hast und beispielsweise an Asthma, Long Covid, Schlafstörungen oder Depressionen leidest, empfehle ich dir, für ein paar Sessions eine:n Atemlehrer:in an deiner Seite zu buchen. Die Person kann dann mit dir individuell dein Atemmuster analysieren und dir auf dich zugeschnittene Atemübungen zusammenstellen. Natürlich kannst du auch hier im Buch einiges finden, das dir in deinem Krankheitsverlauf helfen kann. Wenn es jedoch um chronische Krankheiten geht, empfehle ich dir Support an deiner Seite, denn es bedarf optimaler Atemübungen, um zeitnahe Besserungen zu erfahren. Wie bereits erwähnt, brauchen unser Nervensystem und unser Gehirn einige Zeit, um neue Kompensationsstrategien zu erlernen. Bei Krankheiten, auch chronischen, ist es aus meiner Sicht besonders wichtig, eine:n Partner:in an der Seite zu haben. Erfahrungsgemäß fällt es dann leichter zu üben. Doch wie findest du nun den oder die optimale:n Atemlehrer:in für dich?

Vorweg möchte ich dir meine persönlichen Erfahrungen mit auf den Weg geben: Jede:r hat den oder die Lehrer:in, die er oder sie in diesem Moment seines Lebens braucht. Als ich 2011 meine Holistic-Life-Coaching-Ausbildung machte, konnte ich nicht glauben, welche

Menschen dort mit mir waren. Ich hatte das Gefühl, dass einige noch meilenweit von sich selbst entfernt waren, und konnte mir nicht vorstellen, wie sie Menschen in Coaching-Sessions begleiten wollten. Mein Bewerten hielt allerdings nur kurze Zeit an. Wer bin ich, dass ich das beurteilen darf? Und welche Ansprüche habe ich an mich selbst? Was sagt das über mich aus, wenn ich so über andere denke? Das war damals schönes Themenfutter für die gegenseitigen Coaching-Sessions. Als Madhavi Guemos mich vor einigen Jahren im Interview in ihrem Podcast »Natural High« fragte, wie ich die stark gewachsene »Szene« von Breathworker:innen sehe und beurteile, konnte ich richtig fühlen, welchen Frieden ich in mir habe. Ich weiß aus tiefstem Herzen: When the student is ready, the teacher will appear. Das heißt, jeder Mensch, der Ausschau hält, findet die passende Breathworker:in zur richtigen Zeit am richtigen Ort. Gleichzeitig möchte ich dir ein paar Ideen und Inspirationen mitgeben, auf die du bei deiner Wahl eines Atemlehrers oder einer Atemlehrerin achten kannst.

Checkliste Atemlehrer:in

- Hat die Person eine tiefgreifende, umfassende Ausbildung und ausreichend Erfahrung? Beides ist unerlässlich, um dir eine klare Methodik, Struktur und Zielsetzung zu geben. Es gibt viele Atemlehrer:innen, die eine bestimmte Methode anbieten. Ich persönlich glaube nicht an die eine Atemmethode. Deshalb empfehle ich dir eine:n Lehrer:in, der oder die multidisziplinär wie etwa im Intesoma® Breathwork ausgebildet ist und eine Bandbreite an kraftvollen Techniken beherrscht.
- Kann die Person eine Atemanalyse mit dir durchführen und dir fundiertes Feedback dazu geben?
- Arbeitet die Person traumainformiert und -sensibel? Und wenn ja: Welchen Background und welche Erfahrungen hat die Person?

- Wie gut kennt die Person sich mit dem Körper und somatischen Übungen aus?
- Was lebt die Person, was verkörpert sie? Welche ethischen Standards hat die Person?
- Ist die Person neutral, d. h., gestaltet sie den Raum so, dass du deine eigenen Antworten finden kannst?
- Stimmt die Chemie zwischen euch? Die Person sollte einfühlsam, respektvoll und authentisch sein und dir ein Gefühl von Sicherheit, Vertrauen und Unterstützung schenken.

Management Summary

Bist du eine Person, die Bücher gern hinten aufschlägt und dort zu lesen beginnt? Ich auch! Wenn ich Bücher hinten aufschlage, rechne ich immer damit, dass dort das steht, was dem oder der Autor:in besonders wichtig ist: eine Art Zusammenfassung. Unsere Konzentrationsspanne sinkt leider seit Jahren. Im Moment liegen wir bei acht bis zwölf Sekunden. Dessen bin ich mir beim Schreiben des Buchs bewusst. Aus diesem Grund ist es mir so wichtig, dich abzuholen – genau da, wo du jetzt gerade in deinem Leben stehst. Und zwar so, dass du so gut wie möglich alle wichtigen Informationen bekommst, um einfacher in Verbindung mit deinem Atem zu gehen. Deshalb teile ich hier in Kurzform ein paar elementare Botschaften und drei für mich wichtige Atemübungen, die du jederzeit nutzen kannst.

Meine Kernbotschaften

1. Atme. Jetzt.

Leg das Buch als Reminder in deine Sichtweite. Positioniere es an einem Ort, an dem du häufig am Tag vorbeikommst, gern auch an deinem Arbeitsplatz. Wenn du das Buchcover siehst oder liest, verbinde dich kurz mit deiner Atmung und deinem Körper. Wie fließt dein Atem? Wie fühlst du dich gerade? Was braucht dein Körper?

2. Nur Nasenatmung und Bauchzwerchfellatmung
Praktiziere ausschließlich die Nasenatmung und nutze dafür dein Bauchzwerchfell – egal ob im Ruhezustand oder beim Sport. Du kannst dein Zwerchfell ganz einfach auch nebenbei trainieren, indem du dir ein etwas stärkeres Gummiflexband beispielsweise morgens direkt nach dem Aufstehen in Höhe deiner Rippenbogen umspannst. So gibt es einen kleinen Widerstand und trainiert dein Zwerchfell, während du vielleicht dein Morgengetränk zubereitest. Wenn du häufig an verstopfter Nase leidest, blättere zu Seite 202 zur entsprechenden Übung. Und wenn du nicht weißt, wo dein Zwerchfell sitzt, blättere zu Seite 165.

3. Tägliche Bewegung
Der Mensch ist nicht fürs Sitzen gemacht. Es verengt vor allem unsere Muskeln, besonders auch unseren Hauptatemmuskel, das Zwerchfell. Daher nutze alle möglichen Gelegenheiten im Alltag, um dich zu bewegen. Mache Bewegungspausen zwischendurch am Tag. Streck dich, dehne dich in alle Himmelsrichtungen!

4. Trinke Wasser
Trinke ausreichend Wasser am Tag. Meine Formel, die ich von Arlow, meinem Personal Trainer, bekomme habe, lautet: zwei vor zwölf – zwei Liter Wasser vor dem Mittag trinken.

Meine Lieblingsatemübungen

1. Bei Unruhe
Deine Gedanken stehen nicht still und fahren ständig Achterbahn? Du hast zu viele Stimmen im Kopf und kommst nicht zur Ruhe?

- Kehre zurück zu deiner Nasenatmung. Nutze dafür dein Bauchzwerchfell. Atme ebenso lange ein wie aus: 4 Sekunden ein, 4 Sekunden aus, 4 Minuten lang. Du kannst die Übung auch im Gehen praktizieren: 4 Schritte einatmen, 4 Schritte ausatmen.

2. Bei Angst- oder Panikattacken

Angst- und Panikattacken sind unterschiedliche Arten von Angststörungen, die durch spezifische Symptome und Auslöser charakterisiert sind. Eine Angstattacke tritt bei einer bestimmten Bedrohung oder Stresssituation auf, beispielsweise vor einer Präsentation. Eine Panikattacke hingegen ist eine plötzliche Episode intensiver Angst ohne einen spezifischen Auslöser; sie kann zu körperlichen Symptomen führen, die als lebensbedrohlich empfunden werden.

- Kehre zurück zu deiner Nasenatmung. Nutze dafür dein Bauchzwerchfell. Atme doppelt so lange aus wie ein: 4 Sekunden ein, 8 Sekunden aus, mindestens 2 Minuten lang. Je länger du praktizierst, desto leichter kannst du dich wieder beruhigen.

3. Bei Wut

Heute scheint die Welt gegen dich zu sein. Nichts läuft wie geplant. Du kommst zu spät zum Termin und dann hast du auch noch wichtige Unterlagen zu Hause liegen lassen. Du merkst, wie sich im Laufe des Tages Ärger aufstaut. Der führt meist zu Verspannungen im Nacken oder zu Kopfschmerzen.

- Praktiziere transformatives Atmen in einer sogenannten Deep Dive Session. Dafür brauchst du etwas mehr Zeit, etwa 45 bis 75 Minuten, aber sie lohnen sich. Was das genau ist, erkläre ich auf Seite 193. Am besten praktizierst du die ersten fünf Sessions mit einer erfahrenen Person, die dich anleitet und unterstützt. Es gibt einige Onlineangebote, auch bei uns im Instesoma®-Breathwork-Onlinestudio. In Zukunft kannst du dann deine eigenen Sessions für dich machen.

Darüber hinaus findest du hier unter dem QR-Code einige Übungen, die ich im Buch mit dir teile und direkt über MP3 anleite. Einfach den Code scannen und losatmen. Bis gleich.

Dank & Quellen

Für Conni.

I feel deep love and gratitude for you.
For our love and life.
Deep Love.
Breath by Breath.
Each day is a new breath.
Deeper of Love.
For you.
From the bottom of my heart.
We just breathe the magic of life.
Breathe our experiences.
The unknown paths.
Taking us by the hand.
In our truth and unconditional love.
We found us without searching.
We love without trying.
Breath by breath.
Just like we are.
Breathe in the unknown.
Here and now.
I love you with all my way of being.
Thanks for your unconditional love and amazing support.
Ich liebe dich.
Deine Christine

Danke

Mir war nicht klar, wie körperlich intensiv es ist, ein Buch zu schreiben. Zumindest war es bei mir so. Ich war über die ganze Zeit körperlich stark herausgefordert, und gefühlt kamen sämtliche alte Themen mich auf der Entwicklungsspirale noch einmal besuchen. Bei manchen Menschen ist es der Moment im Leben, wenn sie eine Familie gründen, vielleicht ein Baby bekommen, bei anderen ist es eine Trennung, eine Krise, eine Erkrankung. Bei mir war es der Moment, in dem ich mich entschieden habe, das Buch zu schreiben.

Alte Mechanismen kamen vor allem im letzten Jahr hoch. Mein alter Kopfschmerz, den ich über 30 Jahre hatte, kam zurück. An manchen Tagen konnte ich gar nicht mehr schreiben. Mein Körper war einfach nur Schmerz. Wut, Trauer, innerer Druck, Glaubenssätze wie: »Ich bin zu dumm, ein Buch zu schreiben«, »Ich schaffe das nicht« oder: »Jetzt fliegt es auf, dass ich nichts kann«. Ich weiß, dass ich mit diesen Gedanken und dem Prozess nicht allein bin. Vielen kreativen Menschen geht es so, die etwas in die Welt bringen und gestalten.

Ich wollte mehrfach aufgeben und mein Honorar an den Verlag zurückzahlen. Gleichzeitig aber wusste ich, dass ich nicht aufgeben wollte. Denn ich hatte meine Vision vor Augen, dein Leben mit diesem Buch zu bereichern, mein Wissen und die vielen Erfahrungen mit dir zu teilen.

Ich hatte, wie schon seit vielen Jahren, auch in der Zeit des Buchschreibprozesses ein starkes Kompetenzteam, das mich in meiner Entwicklung begleitet. Ich war, vor allem in den letzten beiden Jahren, meine allerbeste eigene Klientin. Mit meiner eigenen Atempraxis, Coachings, Therapiesessions und vor allem mit meiner Frau Conni an meiner Seite konnte ich mich in den letzten beiden Jahren weiter entfalten und in meinem Potenzial ausdehnen. Ich fühle mich in unserer Verbindung sicher und voller Vertrauen, über mich selbst hinauswachsen zu können.

Daher möchte ich Conni ganz besonders und von Herzen danken. Mit ihr surfe ich die Welle des Lebens und erlebe die wundervollste Zeit. Zusammen haben wir 2020 das Intesoma® Breathwork Teacher

Training gegründet. Seitdem bilden wir jedes Jahr die besten und tollsten Breathwork-Lehrer:innen und -Coaches aus. Durch unser gemeinsames Sein und Wirken durfte ich in den letzten Jahren nochmals so unendlich viel auf allen Ebenen lernen, was definitiv in diesem Buch auf allen Seiten zu fühlen ist. Deine bedingungslose Liebe, dein Support, deine Expertise und deine Energie sind lebendig in diesem Buch zu spüren. Danke aus tiefstem Herzen dafür.

Zusätzlich möchte ich meinen Eltern, meiner Familie, meinen Freund:innen, Ex-Partner:innen, Kolleg:innen, Lehrer:innen, allen Klient:innen und dir von Herzen danken. Du bedeutest mir sehr viel! Meine Entwicklung und Entfaltung haben über unsere Verbindung ihren Weg gefunden. Ja, auch teilweise durch den Schmerz, den Konflikt, das Chaos. Gleichzeitig durften wir uns über die Freude, das Gespräch, den Austausch, das Erleben, die Wertschätzung, den gegenseitigen Respekt und die Liebe hindurch begleiten. Auf allen Ebenen des menschlichen Seins. Immer zu unserem höchsten gegenseitigen Wohl. Ich sehe und höre dich! Ein Stück von dir lebt in mir und hat mich zu der Person werden lassen, die ich heute bin. Was auch immer ich tue, lässt die Liebe wachsen. I walk my talk. I breathe. Now and until the end. In Liebe und Dankbarkeit für dich. Deine Christine

Quellen

Um tiefer in die einzelnen Themen einzutauchen, findest du hier weiterführende Inspiration.

Wir können immer noch weiterlesen, hören und uns inspirieren lassen, versuchen, alles über den Kopf zu verstehen. Am Ende geht es jedoch darum zu lernen, das Gelesene und Gehörte zu verkörpern. Und da reicht es, mit einer Atemübung über einen längeren Zeitraum anzufangen. Das fällt uns eher schwer, weil viele von uns über den aktuellen Lifestyle gelernt haben, immer neue Impulse zur Stimulation zu brauchen. Dennoch spreche ich hier die Einladung gern aus: Such dir eine Atemübung aus und fang jetzt damit an.

Zusätzlich findest du wie versprochen hier weitere Bücher, Podcasts und YouTube-Kanäle, die mich inspiriert und weitergebildet haben. Teilweise habe ich bei den Menschen auch Aus- und Weiterbildungen gemacht. Es sind also alles Herzensempfehlungen für dich.

Von meinem kreativen Prozess des Buchschreibens erzähle ich in einer Podcastfolge von »Intesoma Podcast« in einem Gespräch mit meiner Frau Conni. Es wird emotional und tiefgründig. Mehr verrate ich nicht. Höre selbst rein und lass dich inspirieren!

Mehr zum Atem

Patrick McKeown, *Angst, Stress und Panik wegatmen*
Patrick McKeown, *Erfolgsfaktor Sauerstoff*
James Nestor, *Breath – Atem*
Ralph Skuban und Patrick McKeown, *Die Buteyko-Methode*
Höhentraining: Zellkraft, Dirk Wagener www.zellkraft-hamburg.de
Christine Schmid: www.christineschmid.com
Intesoma Breathwork: www.intesomabreathwork.com
Podcast: »Intesoma Podcast«, Christine Schmid & Conni Biesalski

Körper & Bewegung

Gabor Maté, *Wenn der Körper nein sagt*
Melodie Michelberger, *Body Politics*
Tala Mohajeri, *Reload*
Blog: Susanne Liedtke www.nobodytoldme.com
Blog: Rebecca Randak www.fuckluckygohappy.de
Blog: Anne Schreiber www.anne-schreiber.at
Onlinetraining: Arlow Pieniak www.workittraining.de

Körperphänomene

Gabor Maté, *Vom Mythos des Normalen*
Steven W. Porges, *Heilen mit der Polyvagal-Theorie*
Stanley Rosenberg, Oliver Kube et al., *Der Selbstheilungsnerv*
Luise Walther, *Schmerzzentrale Gehirn*
Mark Wolynn und Sylvia Autenrieth, *Dieser Schmerz ist nicht meiner*
Alan Gordon, *The way out*
Osteopathie: Alexander Quehenberger www.physiovital-traunstein.de

Kreativität

Frank Berzbach, *Die Kunst, ein kreatives Leben zu führen*
Conni Biesalski, *Find your Magic*
Julia Cameron, *Der Weg des Künstlers*
Podcast: »Ohne den Hype«, Sven Saro

Astrologie

Luisa C. Hartmann www.inlovewiththestars.de
Uli Mai www.claimyourbody.com
Alexandra Kruse www.alexandrakruse.com
Claudia Hohlweg https://blumoon.de
Podcast: »Astro Pod«, Alexander von Schlieffen & Kathie Kleff

Gefühle

Maria Sanchez, *Die revolutionäre Kraft des Fühlens*
Jasmin Schott Carvalheiro, *Connect me*
Leon Windscheid, *Besser Fühlen*
Christian Firus, *Wenn die Welt aus den Fugen gerät*
Podcast: »Gefühlsecht«, Franziska Trautmann & Katinka Magnussen
Podcast: »Get Happy«, Kathie Kleff

Traumata

Dami Charf, *Auch alte Wunden können heilen*
Bessel van der Kolk, *Das Trauma in dir*
Laurence Heller und Angelika Doerne, *Befreiung von Scham und Schuld*
Verena König, *Bin ich traumatisiert?*
Peter A. Levine und Karin Petersen, *Sprache ohne Worte*
Gabor Maté, *Im Reich der hungrigen Geister*
YouTube-Kanal & Blog: Dami Charf www.damicharf.com

Leben

James Clear, *Die 1%-Methode*
Kaja Andrea Otto, *Du bist die Antwort auf deine Fragen*
Blutuntersuchung: Dr. med. Tino Müller www.immunologie-fuenf-hoefe.de
Early Medical: Dr. Peter Attia www.peterattiamd.com
Epigenetik: Dr. med. Manuel Burzler www.medizin-burzler.de

Meditation

Thich Nhat Hanh, *Innerer Frieden – äußerer Frieden*
YouTube-Kanal: »Zen-Meister«, Hinnerk Polenski
Achtsamkeitslehrer: Benjamin Joon www.benjaminjoon.de
Waldbaden: Lara Keuthen www.mimameid-waldbaden.de
Meditationslehrerin: Michaela Aue www.michaelaaue.com

Wissenschaftliche Studien

(1) Robert A. Emmons, Michael E. McCullough: Counting Blessings Versus Burdens: An Experimental Investigation of Gratitude and Subjective Well-Being in Daily Life https://greatergood.berkeley.edu/pdfs/GratitudePDFs/6Emmons-BlessingsBurdens.pdf

(2) James H Fowler 1, Nicholas A Christakis: Dynamic spread of happiness in a large social network: longitudinal analysis over 20 years in the Framingham Heart Study https:/pubmed.ncbi.nlm.nih.gov/19056788/

(3) Johannes Michalak, Lanre Aranmolate, Antonia Bonn, Karen Grandin, Robert Schleip, Jaqueline Schmiedtke, Svenja Quassowsky und Tobias Teismann: Myofascial Tissue and Depression https://www.ncbi.nlm.nih.gov/pmc/articles/PMC8688142/

(4) Jose L. Herrero, Simon Khuvis, Erin Yeagle, Moran Cerf, Ashesh D. Mehta: https://pubmed.ncbi.nlm.nih.gov/28954895/

(5) Kyle Kiesel, Tonya Rhodes, Jacob Mueller, Alyssa Waninger und Robert Butler: Development of a screening protocol to identify individuals with dysfunctional breathing https://www.ncbi.nlm.nih.gov/pmc/articles/PMC5685417/

(6) Ju-Yeon Jung1 und Chang-Ki Kang: Investigation on the Effect of Oral Breathing on Cognitive Activity Using Functional Brain Imaging https://www.ncbi.nlm.nih.gov/pmc/articles/PMC8228257/

(7) Lizhuo Lin, Tingting Zhao, Danchen Qin, Fang Hua und Hong He: The impact of mouth breathing on dentofacial development: A concise review https://www.ncbi.nlm.nih.gov/pmc/articles/PMC9498581/

(8) Bum Jin Park, Yuko Tsunetsugu, Tamami Kasetani, Takahide Kagawa und Yoshifumi Miyazaki: The physiological effects of Shinrin-yoku (taking in the forest atmosphere or forest bathing): evidence from field experiments in 24 forests across Japan https://environhealthprevmed.biomedcentral.com/articles/10.1007/s12199-009-0086-9

(9) V. J. Felitti, R. F. Anda, D. Nordenberg, D. F. Williamson, A. M. Spitz, V. Edwards, M. P. Koss und J. S. Marks: Relationship of childhood abuse and household dysfunction to many of the leading causes of death in adults. The Adverse Childhood Experiences (ACE) Study https://pubmed.ncbi.nlm.nih.gov/9635069/

(10) V. Malhotra, R. Bharshankar, N. Ravi und O. L. Bhagat: Acute Effects on Heart Rate Variability during Slow Deep Breathing https://pubmed.ncbi.nlm.nih.gov/33397876/

(11) Jose L. Herrero, Simon Khuvis, Erin Yeagle, Moran Cerf und Ashesh D. Mehta: Breathing above the brain stem: volitional control and attentional modulation in humans https://pubmed.ncbi.nlm.nih.gov/28954895/